中村和彦：編

子どもの
こころの
診療のコツ
研究のコツ

金剛出版

はじめに

　私事ながら平成2年に医師になり精神科に入局し、大学院に入学し多くの先生方に大変お世話になり、子どもの診療や研究に従事してきました。特に日本児童青年精神学会で役割をいただいてから、児童精神医学の臨床や研究に従事している方々とのお付き合いが広がりました。

　児童精神医学は臨床に関しても分野が広く、そして研究に関しては、基礎的な研究から臨床的な研究まで多義にわたります。

　今回の企画では、一つとして児童精神科医としての診療のコツについて執筆をお願いしました。執筆頂いた方々は、私の知己で比較的年齢が近い方々を中心に、お願いしました。杉山登志郎先生は、臨床能力は一生進歩するものであると常におっしゃっておられますので、先生方がどのように臨床されているかは大変参考になると思います。

　二つ目として研究に関して、児童精神医学の研究は、生物学者、心理学者などが参入し、研究分野も多義にわたり、とても、児童精神科医が網羅できるレベルではなくなっていますが、知己の児童精神科医で影響力のある雑誌に採用される研究を行っている方々にお願いしました。まだまだ日本では弱い分野でありますが、発展の可能性が期待できる分野で、世界と連携しながら研究をすすめることが望まれております。

　今後児童精神科医を目指す若い人たちに読んでいただけたらというコンセプトから「コツ」という題にしました。診療のコツや研究のコツにマニュア

3

ルがあるはずもなく、その先生方が何を考え、何をしていたかを聞くのが一番と思います。先を行く先輩方が、臨床や研究をどのようにしてきたかを若い人たちが知ることで、今後の臨床や研究の指針となれば幸いです。

　最後に、お忙しいなか快く執筆を引き受けて下さった先生方や、この企画を提案された金剛出版の遠藤俊夫さんにお礼を述べさせていただきます。

2023 年 8 月 31 日　　　　　　　　　　　　　　　　　　　　編者

　　　　　　　　　　　　　　　　　　　　　　　　　　　　中村和彦

CONTENTS

Ⅲ　子どものこころの研究のコツ・総論

Ⅳ　子どものこころの研究のコツ・各論

I

子どもの
こころの
診療 のコツ

▶ **総論**

子どものこころの診療
──ひとりの臨床医として

中村和彦

弘前大学大学院医学研究科神経精神医学講座

はじめに──駆け出し精神科医の頃

　今までのことを振りかえり、ひとりの臨床医として若い先生方に何かの参考になればと思い書かせて頂きます。

　私は、令和5年から数えると、33年前の平成2年に香川医科大学を卒業し、細川清教授が主宰されている、香川医科大学神経精神医学講座に入局しました。その頃は、初期研修制度がなく、そのまま精神科医として香川医科大学附属病院で働きました。当時はオーベン（上級医）がついて指導を受けましたが、私のオーベンは藤岡邦子先生でした。藤岡先生は弘前大学出身で、卒業後弘前大学医学部神経精神医学講座に入局され、児童精神医学を専門として働いておられましたが、ご主人（内科医）の実家がある香川県に帰ることになって、香川医科大学神経精神医学講座に勤めることになりました。藤岡先生の指導を受けながら、私は病棟の患者さんを担当することになりました。病棟は閉鎖と開放の混合病棟でした。児童を専門とする先生が何人かおられて、病棟には統合失調症の子ども、アノレキシアの子ども、不登校の子どもなどが入院していました。病棟から学校に通っていた子どもがいましたが、どのような問題があって、入院しているのか、最初のころはわかりませんでした。しかし次第に、少しずつ何をやっているのかがわかるようにはなってきました。病棟医長でもあった藤岡先生の方針で、1年目の医師は、薬物療

法に効果が見られる、統合失調症やうつ病が担当となりました。しかしながら、現在とは違って、使える薬剤も少なく、副作用も強いので薬物療法にも難儀しましたが、薬物療法ができるようになることが精神科医としての基本能力の一つでした。しかしその頃の抗精神病薬は、基本骨格構造がほぼ同じで、どれを使っても効き目はたいして変わりはなく、抗うつ薬も同様で、骨格構造はほぼ同じの古い薬で、どれを使っても副作用ばかり多く、抗うつ作用が現われるまで、患者さんが耐え忍んで服薬をしなければならないような状況でした。上級医はアノレキシアの子どもや青年を入院加療していましたが、今では当たり前となった refeeding syndrome の概念がまだ普及しておらず、栄養管理が難しく、難儀されていました。栄養管理、本人に対する心理療法、家族療法など多岐にわたって治療を行っていましたが、一定の体重以下であると回復させるのが難しく、いったん回復してもすぐに再発しました。ICU に移ったある患者さんが、当直病棟回診で回る時に、ベッドの上で痩せたい痩せたいと訴え、細い 2 本の足を天井に向け、クモの足のように動かしておられました。ICUで何を行っても身体状況が回復しませんでした。摂食障害に対しては、宮脇大先生が、診療のコツ（各論 1）「摂食障害」で記述されています。上級医はボーダーラインなどのパーソナリティ障害を担当していましたが、どのような治療をされているのかは最初のころはわかりませんでした。精神療法的な素養がないと患者さんと話すらできないことはわかりました。ゆえに 1 年目は、藤岡先生主催でフロム・ライヒマン著『積極的心理療法──その理論と技法』（阪本健二訳、誠信書房、1964 年）の抄読会が毎週行われ、医師─患者関係における精神科医の役割から学んでいきました。1 年目の外来は細川清教授、早原敏之助教授のシュライバー係をしたり、時間のある時は藤岡先生の外来について面接のやり方を学びました。驚いたことは藤岡先生がカルテをその場で書かれないことでした。どうしてですかと尋ねましたが、先生は、患者さんや御家族の話を真剣に聞いていたら、カルテを書く暇はないでしょう、あとから書けばいいでしょうとのことで、全部の診療が終わる 18 時頃からその日のカルテを書いておられました。私にはとてもマネできることではありませんでした。しかしながら精神療法家は、精神療法の流れのなかで、お互い話していることを、脚本のように頭に

記憶されていることを知りました。一種の言葉の戦いなのでしょう。私のように面接中に雑念が浮かんでくるのは問題外でした。子どもの診療のありようについては、杉山登志郎先生が、診療のコツ（各論2）「昔ながらの診療の基礎とディメンジョナル・モデルの臨床」で詳細に述べられています。三上克央先生が診療のコツ（各論3）「子どものこころの評価」で子どもの見立てについて記述されています。そして木村一優先生が診療のコツの（各論4）「入院治療のコツ——子どもが子どもらしくあるために」で子どもの入院治療について述べられています。さらに鈴木太先生が診療のコツの（各論5）「対人関係に焦点づける治療」で親を介した治療について記述されています。

児童思春期外来の取り組み

外来においては、児童思春期外来が行われていましたが、中・四国地方では児童思春期外来を標榜する大学病院は少ない時代でした。1992年に第32回日本児童青年精神学会総会で香川医科大学精神神経科児童思春期外来の実態を発表しました[1]。抄録を転載します。

題名「香川医科大学精神神経科児童思春期外来の実態」
　——1983年10月の開院時より1990年9月までの7年間に香川医科大学精神神経科を初診した0歳から18歳までの患者860例（男子448例、女子412例）の対象症例について、年次別初診者数、月別初診者数、初診時年齢別受診者数、DSM-Ⅲ-Rを用いての診断分類、診断分類の年次的推移を報告する。

1）年次別初診者数は102人から144人で、おおむね増加傾向にあった。
2）月別初診者数は4月に最も多く、次いで8、7、3月に多かった。
3）初診時年齢別受診者数は就学前には少なく、学童期に入ると約2倍となる。12歳より急増し16歳まで増加を続けピークを形成する。17、18歳でやや減少している。すなわち思春期層に圧倒的に多い傾向をもち、13歳以上の患者が全体の7割を占めた。

4) DSM-Ⅲ-RのⅠ、Ⅱ軸により診断されたものは616例（71.6%）であった。神経、身体疾患は169例（19.7%）、診断保留が39例、精神および身体疾患のいずれも認めないと判断されたものが27例であった。神経疾患の中では、てんかんが最も多く98例（10.8%）であった。DSM-Ⅲ-Rの幼児期、小児期、青年期に発症する障害に該当したものは225例（26.2%）であり、その内訳は、不安障害47例（男子24、女子23）、発達障害45例（31、14）、摂食障害43例（1、42）、崩壊性行動障害35例（25、10）、チック障害22例（18、4）であった。性差の明らかな障害が多く、発達障害、崩壊性行動障害、チック障害では男子が多く、摂食障害では圧倒的に女子が多かった。その他の大項目による診断別頻度は、適応障害136例（80、156）15.8%、身体表現性障害78例（33、45）9.1%、精神分裂病46例（20、26）、不安障害42例（28、14）、人格障害22例（10、12）であった。伝統的診断による "不登校" の一部は適応障害と診断された。人格障害の中では分裂病型人格障害が最も多く12例であった。

5) 各障害の年次別推移については、摂食障害では年間2人〜10人の初診があり、1985年から1986年にかけて急増していた。不登校を反映すると考えられる適応障害は年間13人〜29人の初診があり、1986年から1987年にかけて急増していた。精神分裂病群は年度により変動し、一定の傾向は認められなかった。

　以上のことより当院精神科の児童思春期外来の特徴としては、12歳以上の中高校生が約8割を占め、診断内訳としては適応障害、身体表現性障害、不安障害などのいわゆる神経症圏の障害を有する患者の割合が多いことがあげられる。またほとんどの症例が就学中であることより治療に際しては教育機関、児童福祉機関との連携が必要となることも多かった。さらに身体表現性障害、身体愁訴を伴う適応障害が比較的多いことより他科からの紹介、他科との協力が必要な場合もあった。発達途上における一時的な躓きを問題とする患者の場合は、短期間の援助を与えるのみで治療の終結が可能な症例も少なくなかった。——

　学会発表においては、東京都梅ヶ丘病院の中根晃先生が、毎回支持的なコ

メントを下さり大変励みになりました。

ＡＤＨＤの臨床的検討

　また、ＡＤＨＤに関しては 1992 年に第 32 回日本児童青年精神学会総会で
思春期に初診したＡＤＨＤの臨床的検討を発表しました[2]。抄録を転載します。

題名「思春期に初診したＡＤＨＤ児 7 例の臨床的検討」

　――思春期に達したＡＤＨＤ児の問題を理解するため、思春期になって初
めて精神科を受診したＡＤＨＤ児について検討を加えた。

　対象は 1983 年 10 月から 1990 年 9 月までの 7 年間に、香川医大精神科
を初診した 0 歳から 18 歳までの 860 人（男子 448 人、女子 412 人）のう
ち DSM- Ⅲ および DSM- Ⅲ -R によりＡＤＤもしくはＡＤＨＤと診断され
た患者のうち 13 歳以上であったもの 7 人（男子 6 人、女子 1 人）である。
DSM- Ⅲにて ＡＤＤと診断されていた症例については、カルテにて DSM- Ⅲ
-R を用いて診断し直したり、通院の続いている症例については調査の時点
で診断をし直した。

　調査した項目は、性別、初診時年齢、主訴、診断、胎生期・周産期、幼児
期・学童期の問題、学業成績、身体的問題である。

　その結果、性別は男児に多く、初診児年齢は中学生に集中していた。主訴
は落ち着きがない、衝動的であるといった基本症状の他、不登校傾向、いじ
めにあう、教師への反抗など学校場面への不適応や、女性に抱きつく、性非
行など性的な問題、家庭内暴力がみられた。学習上の問題もほとんど全例に
みられた。併記診断は、反抗・挑戦性障害、特定不能の特異的発達障害、行
為障害が併記されたものがそれぞれ 1 例ずつあった。胎生期・周産期の問題
は、妊娠中に、母親がバセドウ病、気管支端息の治療を受けていたものが 1
例ずつ、妊娠中期にヘルニアの手術を受けていたものが 1 例。妊娠経過のト
ラブルが 2 例あった。幼・小児期は、落ち着きのなさが全例、6 例がことば
の遅れ、手先の不器用さや運動が稚劣なのが 3 例、万引きのあったものが 2
例あった。全例普通学級に属していたが成績は下位で 2 例は養護学校高等

部へ進学する。身体的には脳波異常、神経学的微症状があるものが多く、夜尿、早口、発音の異常、よだれ、斜視、微小奇形などがあった。

　以上より、思春期になって受診したＡＤＨＤ児は、全例において幼児期・学童期よりすでにことばの遅れ、多動、不器用などの問題を有し、程度は減じても依然として多動、衝動性、注意集中障害、社会的認知の悪さに悩まされていた。むしろ、それまで目立たなかった社会性の遅れが顕著となり、ＡＤＨＤ児の迎える思春期は通常以上に困難な時期であると考えられ、反社会的行動、性的問題行動もそのような観点から理解されるべきである。　ＡＤＨＤ児は個別性が高く、また高校進学に当たって初めて特殊教育が必要になる場合もあり、教育現場だけで対応しきれないときには、ＡＤＨＤ児およびその家族に対して専門的なカウンセリングが必要である。──

　この時も東京都立梅ヶ丘病院の中根晃先生や、東京大学の太田昌孝先生から、ご質問を頂きました。この頃は、今まで ADHD と診断されておらず、2 次障害で受診した子どもが初めて ADHD と診断された症例が報告され始めた時期でした。そして高校生、大学生、大人へと疾患概念が広がっていきました。学会参加も含めて、上級医に導かれるままに臨床を行っていると、何か新しい世界が開かれます。

　その後、私も平成 21 年度から 23 年度に厚労科研の「成人期注意欠陥・多動性障害の疫学、診断、治療法に関する研究」の研究代表者となり、大人のADHD の実態を調査し、日本での大人の ADHD 有病率が 1.65 であることを明らかにしました。そして、大人の ADHD のスクリーニングツールである、CAARS（Conners' Adult ADHD Rating Scales）の自己記入式と観察者評価式を翻訳し標準化し出版し、大人の ADHD の診断マニュアルである、CAADID（（Conners' Adult ADHD Diagnostic Interview For DSM- Ⅳ）を翻訳し出版しました。

ADHD への薬物療法について

　薬物療法に関しては、1990 年代は、ADHD に処方できる薬物療法はなく、

保険診療で認められた薬物はありませんでしたが、メチルフェニデートを、本人への説明を行い親の同意をとって保険適応外で処方を行っていました。子どもに処方できる薬物はほとんどなく、学校や家族の環境調整や本人、親への精神療法が主でした。子どもに使える抗 ADHD 薬が処方できるようになっても、まずは環境調整という流れは、30 年たってもかわっていません。太田豊作先生が診療のコツ（各論 6）「神経発達症診療における家族支援」で詳しく述べられています。子どもに対する薬物療法をどうするかは大きな課題で、わが国では児童・思春期患者を対象とした厳密な治験を経て許可された向精神薬が少ないため、多くが適応外使用である状況で、18 歳未満の患者に適応を有する向精神薬は、2016 年までは自閉性障害・知的障害に伴う精神症状などに対するピモジド、ADHD に対する徐放性メチルフェニデート、アトモキセチン、2016 年に小児期の自閉スペクトラム症に伴う易刺激性に対してアリピプラゾール、リスペリドン、2017 年に小児期の ADHD にグアンファシン、小児期の強迫性障害に対するフルボキサミンのみであり、このような状況の中、児童・思春期精神疾患（発達障害を含む）の薬物治療ガイドラインを作成し普及することを目的とした国立研究開発法人日本医療研究開発機構による「発達障害を含む児童・思春期精神疾患の薬物治療ガイドライン作成と普及」の研究班においてガイドラインの作成を行いました[3]。私は平成 26 年度から平成 28 年度に研究代表者となりました。本ガイドラインは、日本児童青年精神医学会、日本臨床精神薬理学会、日本小児精神神経学会の主要なメンバーがチームを作り、欧米のガイドラインや研究報告、日本における実態調査を通じて、現状でのガイドラインの作成に努めました。ガイドラインが作成され普及することによって、児童・思春期精神医療の普及、体制作り、医療レベルの向上に寄与することが期待されます。

発達障害への薬物療法について

　特に、発達障害への薬物療法について、ここでまとめてみます。今まで自分自身が総論で書いたものを改変したものです。
　発達障害の治療の基本は、心理社会的治療、支援であり、効果が不十分で

あった場合に薬物療法を行う。子どもの薬物療法は適応外使用の場合があるので注意を要する。発達障害は乳幼児から成人まで幅広く子どもの精神医学に対する知識が必要である。大人の発達障害は、さまざまな併存症があるゆえ、症状にあわせた薬物療法の工夫が必要である。メチルフェニデート製剤やリスデキサンフェタミンの処方は ADHD 適正流通管理システムによる。

最初に、発達障害の定義は、平成 16 年 12 月 3 日に、発達障害者の支援を考える議員らによる議員立法として成立し明確化された。発達障害支援法の第 2 条に、わが国における"発達障害"の具体的な名称として、自閉症、アスペルガー症候群その他の広汎性発達障害、学習障害、注意欠如多動性障害などが示され、その他にも、脳の機能障害であってその症状が通常低年齢において発現するもの（トゥレット症候群などのチック、吃音症など）までが"発達障害"の範囲となっている。"発達障害児・者"は、日常生活または社会生活に制限を受けるものであり、発達障害の特性があるだけでなく、周囲の適切な配慮や支援を必要としている。薬物療法は発達障害に対する医療的支援の一部である。

次に、年齢層に分けて、発達障害の薬物療法について述べる。

1. 乳幼児期：乳幼児はかかりつけ医の小児科医からの紹介や乳幼児健診で、遅れが指摘されて、児童精神科外来を受診される。さまざまなツールを使用して鑑別診断を行う。しかしながら発達障害は、各々の発達障害が合併し、愛着障害が併存する場合もあり、診断は結構難しく時間を要する。治療については基本的に乳幼児には薬物療法は行わない。
2. 小学生・中学生：小・中学生も同様に、スクールカウンセラーやかかりつけの小児科医が児童精神科外来を紹介する場合が多い。小・中学生に対して、発達障害の鑑別を、乳幼児と同様に各種ツールを用いながら、生活史を明らかにし、診断を行い、薬物療法を検討する。うつ状態、不安症状、対人恐怖など 2 次障害に対する治療が必要な時があるが、これらの症状に使う薬物はほとんどが適応外使用である。
3. 高校生：不登校、抑うつ症状、不安症状、社会恐怖で受診される場合が多い。発達障害の未診断の事例が多いので、小・中学生と同様に鑑

別診断を行う。そして心理的なアプローチ、環境調整、薬物療法を行う。

次に、児童・青年期のＡＳＤとＡＤＨＤを中心とした基本的な薬物療法に対する考え方について述べる。

Ⅰ．児童・青年期のＡＳＤの薬物療法について

　石飛信ら[4]は、さまざまなガイドラインと論文を検討し、児童・青年期のＡＳＤの薬物治療の草案を作成した。ＡＳＤは２領域における中核症状に加え、不安障害、注意欠如・多動性障害（ＡＤＨＤ）、チック、強迫性障害、睡眠障害、カタトニアなどの精神神経症状や、"challenging behavior" と総称される問題行動などの併発が認められる。ＡＳＤの中核症状に対する薬物療法がないゆえ、薬物療法の主な標的症状は、"challenging behavior" である。具体的には、癲癇、攻撃性、パニック、自傷行為、興奮、破壊的行動などである。そして上記の精神神経症状が併存している場合は薬物療法の標的となる。既存のガイドラインにおいても "challenging behavior" に対する薬剤は、抗精神病薬という記載以上に言及がない。本邦では保険適応の有無や添付文書、医薬品等安全性関連情報を参考に、効果・副作用に関するエビデンス、治療にかかるコスト、患者（または養育者）の意向、過去の薬歴などを参考にリスクとベネフィットを考慮し使用薬剤の検討を行い、その旨を患者、養育者に説明する。エビデンスレベルが比較的高いと考えられるのはアリピプラゾールとリスペリドンである。実際に抗精神病薬を使用する際にはＡＳＤ児では少量使用でも過鎮静などの副作用が出現しやすいので極力少量から開始することが望ましい。添付文書の初期用量以下でも効果がみられるケースもあるゆえ、必要最小限の用量を慎重に決めるため効果と副作用の評価は定期的に行い漫然と使用することは避けるべきである。

Ⅱ．児童・青年期のＡＤＨＤの薬物療法について

　海老島健ら[5]が、さまざまなガイドラインと論文を検討し児童・青年期のＡＤＨＤの薬物治療の草案を作成した。

　ＡＤＨＤを診断するためには詳細な発達歴を養育者から聞き、学校、家庭

での子どもの行動や授業態度、友人とのかかわりなどを正確に把握する。包括的ＡＤＨＤ評価スケールであるConners3（日本語版）を保護者に、保護者用と教師用を渡し、保護者用は保護者自身がスケールをつけ、教師用は学校の先生に保護者から依頼しスケールをつけてもらう。そして採点されたConners3の結果を参考にし、家庭、学校でＡＤＨＤの診断基準をみたした時にＡＤＨＤと診断する。ＡＤＨＤは合併する神経発達症群、併存症を明確に診断する。例えば、ＡＤＨＤは同じ神経発達症群である知的障害（約20％）、自閉スペクトラム症（約40％）、発達性協調運動症（約35％）：各々の％はわれわれの５歳児発達健診の報告による[6]。限局性学習症、チック症群などが合併し、その他の群では不安障害、気分障害、反抗挑戦性障害、素行障害などが合併する。併存症に対しては各々治療が必要である。ＡＤＨＤの治療を優先する場合と、併存する精神疾患の治療を優先する場合がある。ＡＤＨＤの治療によって併存する気分や不安、そして攻撃性や反抗といった問題行動が改善する。統合失調症、躁状態の併存症はその治療を優先する。

　ＡＤＨＤの薬物治療は小学１年生以上で、乳幼児期は適応がない。乳幼児期でＡＤＨＤの診断をみたす時は、心理社会的治療・支援を行う。そして就学後に、Conners3などを用いて、診断を再評価し、必要な時は薬物治療を行う。

　ＡＤＨＤの治療は、まずは本人の学校や家庭での生活環境を整えることで改善を図る。具体的には学校での友達関係の問題、いじめなどはないか、勉強が理解できているか、教師からの不適切な叱責はないかなど、家庭では日常生活の負担がないか、親からの過度の注意や叱責などがないかなどを確認し対策を行う。そして、心理社会的治療・支援の効果が不十分であった場合に薬物治療を行う。開始する前に、身長、体重、心電図、血液検査を実施し、異常がない事を確認する。薬物治療の第１選択薬は、長時間作用型メチルフェニデート製剤と選択的ノルアドレナリン再取り込み阻害薬のアトモキサン製剤である。第二選択は、第一選択として選択しなかったＡＤＨＤ治療薬である。置換が原則で併用は行わない。上記２剤の効果がみられない時は、選択的α2Aアドレナリン受容体作動薬のグアンファシン製剤またはリスデキサンフェタミンを処方する。薬物治療中は、有害事象や成長モニターを継続し、

定期的に血液検査など各種検査を行う。

　効果判定は、Conners3、ADHD-RS（ADHD Rating Scale）などで評価する。薬物治療は一定の改善が認められたら、週末や休暇の休薬を試みる。安定した状態が年単位で長期にわたれば徐々に減量し終結を検討する。可能であれば高校3年までに薬物治療は終結したい。小学校時代は薬物療法が必要であった子どもも、学校、家庭で支援を継続しながら、2次障害に注意を払うと、年齢が上がるにつれて、次第に落ち着いてくる。脳が発達していく様が実感でき、ADHD は生物学的要因が強い障害であることを再認識させられる。そして薬物療法を中止することができる。

　ADHD に対する ASD が合併した ADHD の薬物治療は有効であるが、ADHD のみと診断された患児と比較して、有効性は低いことがある。

Ⅲ．成人期の ASD、ADHD を中心とした基本的な薬物療法

　成人期受診の事例としては、職場や学校で適応不全があり受診する事例、うつ状態、不安状態など何らかの精神症状をきたして受診される事例、自分が発達障害ではないかと心配され受診される事例などが考えられる。事例を精査すると何らか発達障害の診断を満たす場合がある。ゆえに発達障害が疑われる場合は診断を行い、併存症を明らかにすることが重要である。そして、薬物療法は、発達障害に関する症状と併存症の症状に対して並行して行っていく。

　①成人期の ASD の薬物療法について [8]

　成人期の ASD の薬物療法は、児童・青年期の薬物療法に準じるが、同様に中核症状に有効な薬物療法はないゆえ、併存症に対して薬物療法を行う。Hofvander [7] によると、成人期の ASD の併存症の有病率は、気分障害53%、不安障害50%、ADHD43%、強迫性障害24%、慢性チック障害20%、物質関連障害16%などである。

　併存症に対する治療介入については、基本は社会心理的な介入や環境調整による効果が得られなかったり、限界である場合に、"challenging behavior" に対して薬物療法を併用する。

　②成人期の ADHD の薬物療法について [5]

成人期の ADHD の有病率は 2-4％程度であるが、気づかれない場合が多い。ADHD は注意欠如・多動性や衝動性が主症状で年齢とともに症状は減少し、変化するが、30-60％が大人になっても症状が継続する。不注意の症状は、時間管理の問題、仕事を始めたり終わらせることの困難さ、複数の仕事ができない、怠慢、注意を要する活動を避けるなどに現れる。多動の症状は、目的を持った落ち着きのなさへと変質し、例えば二つの仕事をしたり、長い時間働いたり、活動的な仕事を選んだりする。大人の ADHD は、失敗の連続や社会からの拒絶、挫折、不安定な成績や業績が招く結果として、自己不信や怒り、欲求不満、社会的ひきこもり、社会不安、抑うつが生じるなどの併存症が顕著になる。

　診断は、子どもの頃に ADHD の診断がつき、現状でも ADHD の診断がつくことが必要である。本人や家族から子どもの頃からの現病歴を詳しく聞き取り、診断を行い、併存症の有無を明らかにする。ここで留意すべきことは、ADHD の症状や障害は他の疾患の症状と区別がつかないことがある。例えば、慢性的な低自尊心や気分の不安定性、易怒性、集中力が乏しく、睡眠の障害がある時に、うつ病の病状と区別がつかない。また、過度のマインド・ワンダリング、自分のパフォーマンスが十分だったか心配し、落ち着かず、集中力を必要とする社会的状況をさけるなどが、不安障害と区別がつかない。また、そわそわする、過活動、睡眠障害、注意散漫で集中力のない精神的活動、気の散りやすさが双極性障害と区別がつかないことがある。併存症の鑑別は、薬物療法の施行にも影響するので慎重に行う必要がある。大人の ADHD の診断は予想以上に難しい。診断を確実にしてから薬物療法を行う必要がある。

　診断ツールを使うと診断が正確になる。例えば CAADID（日本語版、マニュアル、検査用冊子パートⅠ、パートⅡ、金子書房）は使いやすい面接診断ツールで、心理士など臨床場面で使える。治療効果については症状の重症度を CAARS（日本語版、マニュアル、自己記入用紙、観察者評価用紙、金子書房）で行い、治療効果を把握できる。治療に関して、治療の目標は、個々が自分の ADHD の症状を理解し、コントロールし、適切に対応でき、低下した自己評価の改善をはかるように援助することである。治療は患者の疾病への教育、心理療法、環境調整など多様な心理社会的な治療を行

う。具体的な介入内容は、現れている症状や問題の種類（家庭内の問題、仕事上の問題、併存症他）によって決まる。うつ病、不安障害などの併存症の治療も同時に行う。薬物療法については、日本で使える薬物はメチルフェニデート、アトモキセチン、グアンファシンの3剤である。またADHDの診療については、小野和哉先生が診療のコツ（各論7）「注意欠如・多動性障害（ADHD:Atttention-deficit/hyperactivity disorder）の診療のコツ」で記述されています。ADHDの各国のガイドラインについては、杉本篤言先生が診療のコツ（各論8）「各国ADHDガイドラインの比較」で述べられています。

多動を伴う学習障害児への集団プレイセラピー

　子どもに対しての薬物療法以外の治療については、時は前後するが、1997年第37回日本児童青年精神学会総会で「多動を伴う学習障害児11例に対する集団プレイセラピーの試み：ソーシャルスキルに関して」を発表しました[9]。香川医科大学の児童思春期外来では、注意欠如多動性障害の子どもに対しては、藤岡邦子先生らの上級医が母親に対する面接や児童に対する処方を行いました。私たち、医師と臨床心理士は、大学病院内の敷地に広い公園があり、子どもたちをそこに連れていき、一緒に遊んでいました。自由に遊ばせると、子ども同士の対人交流に対する弱さが明らかになり、各々の子どもが、友達と遊ぶときはこうした方がいいのでは、こんなところに注意しようよという見立てが次第にできてきました。以下が発表要旨です。

　——多動を伴う学習障害児が、学校生活場面で不適応を来たしやすいことはよく知られているが、その理由は単に学習能力の障害に限らず、対人行動の稚劣さが大いに関与している。また、学校教育の早い時期における仲間集団からの脱落は、社会的予後に重大な影響を与える場合があることが予想される。

　今回われわれは多動を伴う学習障害児の治療教育の一部として、対人的社会行動能力（ソーシャルスキル）を訓練するための集団プレイセラピーをプログラムに加えたので報告する。

対象は 1992 年の 7 月から 1996 年の 5 月までに香川医科大学精神科外来を初診した 11 例の多動を伴う学習障害児である。患児の多くは、教育機関や各相談機関からの紹介により来院した。初診時年齢は 7 歳（小学 2 年）から 13 歳（中学 1 年）である。全例とも DSM- Ⅲ -R もしくは DSM- Ⅳ で注意欠陥／多動性障害の診断基準をみたし、NJCLD（全米学習障害連合委員会〕の学習障害の定義をみたした。

　治療は、原則として週 1 回の放課後に行い、構造としては 1；屋外、プレイルームでの集団プレイセラピーを約 1 時間行った。2；学習指導を 1 対 1 で、約 30 分行った。3；母親に対するカウンセリングを約 30 分行った。主に学習障害についての知識を伝え、患児に対する対応について助言を行った。

　今回の発表では、集団プレイセラピーについて報告する。集団はその時点で通院していた患児 2-4 人をひとつのグループとして構成し、2-3 人の治療者（精神科医、臨床心理士）が担当した。遊びの内容は 1；屋外での散策、鬼ごっこ、ボール遊び、サッカーを行った。2；プレイルームでは一緒に絵画や粘土細工、コンピューターゲーム、室内ゲームなどを行った。治療期間は各々約 1 カ月の中断例から二年半に及んだ。その期間の個人的な発達や成長も見込まれるが、以下の点で変化がみられた。1；フラストレーションの耐性が高まった。2；衝動の制御が一部可能となった。3；言語的なコミュニケーションの力が発達した。4 対人的な距離の取り方や身体接触時の力加減が適切になった。5；治療者の保護枠の元、小集団でよく遊べた体験から自信や自己肯定感がうまれた。6；学校場面などへのスキルの汎化がみられ担任教師などからの評価が高まった。――

　描画については、本多奈美先生が、診療のコツ（各論 9）「描画を取り入れること」で詳しく述べられています。福地成先生が、診療のコツ（各論 10）「診療をするうえで大切にしている譲れないもの」と題して遊びを介したコミュニケーションについて記述されています。地道に集団プレイセラピーを行うことで、子どもたちは少しずつ成長していきました。ある小学 5 年生の患児は集団プレイセラピーを行った時にサッカーボールの扱いもうまく、部屋での小さな手作業もできるので、不器用ではないが、友達と一緒に遊ぶ時の相手に合わせた力加減が苦であったが、集団プレイセラピーを続け

ることで、力加減の仕方は少しずつ向上していきました。しかしながら、学校の同級生たちと遊んで、登下校する時、力の加減がうまくいかず、転ばせてけがをさせてしまったことがありました。発達障害に対しては周りの理解が十分に得られない時代でしたので、向こうの親御さんから、「親が毎日送り迎えしろ、どういう育て方をしているのか、出るところに出るぞ。」と猛抗議を受けたことがありました。患児の親御さんは皆に迷惑が掛かっていることはわかっていますが、どうしようもなくひたすら謝るしかないんですと嘆いておられました。しかし、患児は、集団プレイセラピーの中で、子どもたちがお互い悪態をつきながら、例えば「お前友達いないだろう」などと言われた患児は走ってその患児を追いかけていく、そのような中セラピストが遊びの場面をコントロールしながら、患児らは何らかのお互いの関係性を築き、そして患児は、同級生と一緒に映画が見に出かけるまで社会性が少しずつ向上していきました。

　その頃の外来には、先ほど児童思春期外来について説明したように、自閉症、多動性障害などのさまざまな、今でいう発達障害圏の子どもたちが受診をされました。現在のように使いやすく、確実性のある診断ツールはまだなく、臨床的な診断でした。ツールがある現在でも、最後は臨床的診断ですが、以前は診断のばらつきがありました。特に自閉症に関しては、診断ができる先生方が、地方では少なく、もう少し様子を見ましょうとのことで、診断が遅れて、早期の療育に至らない例もありました。また、診断されても、療育の方向性が示せる支援施設も少ない状況でした。自閉症協会は全国にありましたが地方にはまだその力がおよびませんでした。暗中模索で親御さんたちが努力をなさっており、それに対して十分な治療や療育ができませんでした。そのような中で、まずは診断をつけようということで、日本でも診断ツールが開発されたり、外国の診断ツールが導入されました。例えば、自閉症のスクリーニングツールであるPARS-TR（Parent-interview ASD Rating Scale-Text Revision）は親に質問することで、評点ができ使いやすいツールです。日本の自閉症関連の研究者や臨床家が創意工夫し、臨床データを集めて十分な解析を行って開発されたツールです。スクリーニングでカットオフを超えた人に対して行うものとしては、外国で開発され、日本語版ができたもの

として、ADI-R 日本語版（Autism Diagnostic Interview-Revised）は親に面接して評定します。ADOS-2 日本語版（Autism Diagnostic Observation Schedule Second Edition）は本人に対して行動観察や面接を行います。年齢や言語のレベルでモジュール 1、2、3、4 があります。これらのツールを正しく使用するためには、研修を受けることが勧められます。また研究用に用いるには、研究用のライセンスの取得が必須になっています。昨今は、これらのツールを用いることで、診断もより確実になってきています。斉藤まなぶ先生が診療のコツ（各論 11）「乳幼児の発達障害診療」で詳しく述べられていますが、私たちも弘前市内の 5 歳児の自閉症の有病率を明らかにしました。最終的には ADS-2 で診断をつけました。2013 年から 2016 年で自閉症の有病率が 3.22％で、自閉症の約 89％が他の発達障害と合併しました。例えば ADHD は約 51％、DCD（発達性協調運動症）は約 63％が合併しました[6]。辻井農亜先生が診療のコツ（各論 12）「併存症を見据えた神経発達症治療における診立てのコツ」で併存症への対応について述べられています。このように発達障害は、他の発達障害も鑑みながら、治療や療育を行っていく必要があることがわかりました。

場面緘黙児と箱庭療法

次に、場面緘黙の患児について述べます。藤岡先生から、場面緘黙の患児を担当するように言われました。母親については、藤岡先生が担当し、私が担当したのは、箱庭療法でした。その頃購入した、金剛出版の『プレイ・セラピィ』（山崎晃資編、1995 年）の山中康裕の担当部分、239 頁を引用すると、「箱庭療法がスイスから日本に導入されたのは 1965 年のことであるが、これを導入した河合隼雄が、きわめてすぐれたユング派の心理療法家でもあったために、しかも、彼の 20 年先を見通した周到な配慮（略）により、この治療法はわが国においてのみならず、今では日本が再起点になったかたちで世界に広がることになり、……中略……。その発展に伴い、日本箱庭療法学会が設立され、……中略……。」とある。藤岡先生からは誠信書房の『箱庭療法入門』（河合隼雄編、1969 年）で勉強するように言われ、本を頂き、今も

手元にあります。その中で、セラピストの態度として 8 頁に、「作品が作られる間、セラピストがその傍にいることが大切である。そして、セラピストは、終始許容的な態度で、その作品のできあがってゆくのを共に味わい楽しむように気持で、それに接していることが望ましい。」とあり、患児に対して、その基本の元に約 1 時間お付き合いした。緘黙であるので当然一言も発しない。ひたすら患児の作る箱庭を見つめていただけでした。そして 1 時間が終了すると、ポラロイドで写真を撮りました。

　最初の頃は左右の何人もの兵隊同士がお互いに向き合って戦う姿でしたが、何セクションか重ねることで、その攻撃的な要素が緩和していきました。当然患児の声を一言も聞くことはありませんでした。しかし患児のこころの中で何かが変わっていくことが、箱庭を通じて感じられました。

　場面緘黙に関しては時が過ぎて、2019 － 2020 年度に、厚生労働科学研究費補助金 疾病・障害対策研究分野 障害者政策総合研究の、「吃音、トゥレット、場面緘黙の実態把握と支援のための調査研究」において研究代表者となりました。研究の一部として、場面緘黙症の実態把握と支援のための調査研究を行いました（中村和彦　弘前大学、高木潤野　長野大学）。トゥレットについては、金生由紀子先生が、診療のコツ（各論 13）「チック関連」で詳細に述べられています。

　場面緘黙症は ICD-11 では、不安・恐怖関連症群に位置づけられているものの、言語コミュニケーションに困難さを持つがゆえの社会的障壁により、学校場面等の社会生活において生活に困難感を抱えていることが少なくない。場面緘黙症の実態把握調査を通じて、各年代の生活困難感に即し、統一された対応に向けた支援マニュアル作成への示唆を得ることを目指しました。当事者団体（言の葉の会など）および家族会、研究協力者に相談に来ている方を対象に調査協力を依頼し、緘黙症状の評価ならびに生活困難感の評価を含む質問紙調査を行いました。2020 年 7 月から 2020 年 8 月にかけて、260 名に配布し、133 名（51.2％）から回答が得られました。緘黙症状については、全体では改善傾向にある者が多い一方で、中学生では悪化傾向の者も半数程度存在しました。CBCL、YSR、ASR を用いた生活困難の評価では、全ての年齢群において全問題尺度および内向尺度で標準値データの平均値よ

り得点の平均が高いことが示されました。特に「内向尺度」については、ほぼ全ての年齢群で2標準偏差以上高いという結果が得られました。また緘黙症状以外の状態についての調査から、「外出先での移動」や「外出先での食事」のように年齢が上がるにつれて困難度が増加する項目もあり、各年代における生活困難感には差があることが明らかになりました。 以上のことから、場面緘黙当事者の多くは緘黙症状（話せないこと）以外にも生活上のさまざまな点で大きな困難を抱えていることが明らかになりました。それぞれのニーズに応じた支援体制の整備を進めていく必要性が示されました。

場面緘黙に対する基本的な対応の考え方と方法

1. 場面緘黙は「子どもの病気」ではない。成長に伴って症状が改善・解消する人もいるが、適切な対応が得られずに緘黙症状のあるまま成人になる当事者の方もいます。早期からの積極的な対応が不可欠です。

2. 場面緘黙当事者のニーズは、「緘黙症状に関すること」と「緘黙症状以外の問題」に分けることができます。緘黙症状の改善には、具体的な計画を立てて話せる相手や場面を増やしていきます。 緘黙症状以外の問題は多岐にわたります。幼児期や学齢期では不登校（園）や心身の問題を抱えます。年齢が上がると友人関係や進学の問題もよくみられます。まずは解決すべき問題は何かを丁寧に検討します。

3. 場面緘黙のある人のアセスメントで最も重視すべき情報は、「本人の意思」です。支援者は時間をかけて丁寧に聴き取ることが必要です。

4. 安心して力が発揮できる環境を整えます；抱えている問題や困っていることは人それぞれで、「安心できる環境」「力が発揮できる環境」を整えます。まずは「もともとできていることが他の環境でも安心してできるようになること」を目指すことが大切です。個々に応じた具体的な対応を行います。

5. 近年の研究で、場面緘黙の症状は適切な対応により改善させることができることが明らかになっています。

強迫性障害の臨床的検討

　次に、1992 年の第 33 回日本児童青年精神医学会総会では以下の発表を行いました [10]。抄録を転載します。

題名「強迫性障害 29 例の臨床的検討」
　——1. 目的・対象

　強迫性障害の臨床的特徴について検討を加えた。対象は 1983 年 10 月から 1992 年 3 月までの 8 年 6 カ月間に児童思春期外来を受診した O 歳から 18 歳までの患者 1,047 例のうち、DSM- Ⅲ および DSM- Ⅲ -R にて強迫性障害と診断された 29 例で、受診者のうち 3%を占めた。

　2. 結　果

　男子は 20 例、女子は 9 例。男子の発症推定年齢は平均 12.9 歳、女子は平均 12.4 歳。同胞順位は第 1 子が男子では 20 例中 9 例、女子では 9 例中 7 例。両親について、少なくとも片方が強迫的な親は 34%。少なくとも片方が強迫的な傾向を持つ親は 31%。親の職業は自営業が 31%。患者の性格傾向は神経質が最も多く、次に内向的が続く。臨床症状、一番多いのが過度の洗浄で約半数の症例にみられ、次に反復儀式、確認行為、予期不安と続く。強迫観念を主とするものが男子では 3 例、女子では 1 例、強迫観念と強迫行為の両方を示すものが、男子が 14 例、女子が 5 例、強迫行為のみを示すのが、男子が 3 例、女子が 3 例、自己完結型は男子のみ 3 例であった。発症の契機、特定できたものは、男子は 20 例中 15 例、女子は 9 例中 5 例。内容は、家庭の不和や病気が 8 例、学業に関するもの 6 例、その他学校生活に関すること 4 例、性的なことが 4 例にみられた。

　治療について、治療に導入できた 24 例について検討した。全例に精神療法、それと並行して 23 例に家族面接を行った。薬物治療をほぼ全例に併用した。治療経過について、治療終了は 5 例、治療継続が 9 例、治療中断は 8 例、治療途中での転院が 2 例、治療に入れなかったものが 5 例。治療に導入できた 24 例の治療経過、治療終了例は 2 例は強迫症状が消失、3 例が改善、適応状

況はすべて良好。治療継続例、強迫症状は8例で改善、1例が不変、適応状況は7例が良好、以前として変わらないものが2例。治療中断例、強迫症状は3例が改善、5例が不変、適応状況は4例が良好、4例では変化がなかった。

　3.考　察

　思春期前期の発症が多いことは一般に強迫的心性の強まる時期であるからと考えられる。第1子が多いのは親の影響を受けやすい、また同胞数の減少により第1子が多くなった、第1子であることの意味に男女の差がなくなって来ていることを反映している。契機については、いわゆる学業での競争場面が契機となるほか、学校生活において役員になるなど、責任感、完全主義的傾向などが先鋭化しやすい状況での発症があり、また家人の病気や死を対象喪失として体験することや新たな性的体験など思春期の発達課題そのものが発症の契機となることが認められた。治療が継続できた例では、その多くが症状も改善し適応状況も良くなっていることがわかった。——

　この発表に対する質問と回答：

　A.中根晃（都立梅ヶ丘病院）　　低年齢で経過がよいという印象をもっているがどうか。6歳の症例はどうなったか。

　B.演者　　適応良好で治療終了例は、平均12、13歳であった。6歳の症例は適応良好、強迫症状改善で治療継続中である。

　C.松本英夫（国立療養所天竜病院）　　1）児童・思春期の強迫神経症の発症は2峰性になると言われている。ひとつにまとめて論じるのは無理があるのではないか。2）経過を追跡していくなかで境界例や分裂病に発展していった症例はなかったか。

　D.演者　　1）いずれ検討したい。2）境界例や overanxious syndrome が1例ずつ、1年経過した後に分裂病になったのが1例あった。

　E.市川宏伸（都立梅ヶ丘病院）　　1）10歳以下が3例あるが年齢によって分ける方がスッキリするのではないかと思う。2）10年間の間の時代的変遷はどうか。3）予後と知的水準の関連はどうか。4）抗うつ薬の投与内容について。

　F.演者　　2）3）検討していない。4）主に Clomipramine（Max150mg）を用いている。Mianserin（30-60mg）も用いた。

著名な先生方からご質問を頂き、その頃の活発な討論の様子が垣間見えます。この調査をしたきっかけは、子どもの強迫神経症は巻き込みなど症状があり、経過によって早期の発症例は自然に改善していく例も多く見られたので、子どもの強迫神経症は特徴があるのではないかということで調査をしました。それに対して青年期から成人の強迫神経症は、難治例もあり治療に苦慮することが多かったです。症状に関しては、従来の報告と同様に、洗浄が多く、DSM-5-TR では児童では大半が強迫行為と強迫観念を持つと記述がありますが [11]、われわれの発表も同様でした。また DSM-5-TR では児童期または青年期の寛解は 40％と記述がありますが [11]、われわれは治療に導入できた 24 例中、強迫症状が改善また消失したのが 16 例（66％）でした。薬物療法については、この頃は SSRI がないゆえ、clomipramine を使用しましたが、有効でした。

児童青年期の精神分裂病の臨床的検討

　次に、1993 年の第 34 回日本児童青年精神医学会総会では以下の発表を行いました [12]。抄録を転載します。

題名「児童青年期の精神分裂病の臨床的検討」
　——児童青年期に発症した精神分裂病について、発症に至るまでの臨床特徴を検討した。対象は 1983 年 10 月から 1992 年月までの年間に、香川医科大学精神科外来を初診した O 歳から 18 歳までの 1,090 例の内、DSM-Ⅲ、DSM-Ⅲ-R により、初診時において精神分裂病、分裂病様障害と診断された患者 68 例で男子 28 例、女子 40 例である。女子の発症推定年齢の平均は 15.2 歳で男子は 15.6 歳であった。胎生・周産期の問題は、68 例中 7 例に認められ、幼少時期の身体疾患および発達上の問題は 20 例に認められた。幼少児期の養育環境の問題は 5 例にみられた。年少群（15 歳までに発症した群）35 例、年長群（それ以降に発症した群）33 例に分けて比較した。発症誘因が認められた者は、年少群が 66％、年長群が 79％であった。年少群、年長群とも、学業関係、家庭外の対人関係が多かった。学業については、年少群

は20％、年長群が48％と年長群が有意に高かった。家庭内の問題について
は、年少群が23％、年長群が9％で年少群に多い傾向があった。発症様式は
坂口らの分類によった。急性発症は年少群で46％、年長群で36％、亜急性
発症は年少群が34％、年長群42％、潜伏性発症は年少群が20％、年長群が
21％と、年少群、年長群でいずれも差がなかった。性別による発症様式は、
急性発症は、男子が39％、女子が43％、亜急性発症は、男子が29％、女子
が45％であった。潜伏性発症は、男子が32％、女子が13％で有意に男子に
多かった。このように男女の間に差が見られ、女子は急性、亜急性発症が多
い傾向があり、男子は有意に潜伏性発症が多く見られた。前駆症状は、年少
群に63％、年長群に79％見られた。家庭内の行動上の変化、家庭外での行
動上の変化は年少群、年長群の差はなかった。心身症様症状は、年少群が
29％、年長群が18％で年少群に多い傾向が見られた。神経症様症状は、年
少群29％、年長群42％で年長群に多い傾向が見られた。以上より考察すると、
発症に際しては発症の誘因を認める者が多く、内容は発達段階に応じた特徴
を示した。例えば年少群では家庭内での問題が誘因となりやすく、年長群で
は成績、進学、進路の決定といった自己決定を迫られる時期の問題が誘因と
なりやすい。また前駆症状を示したものが多く、同様に発達段階との関連
で理解され、年少群は身体症状として現れやすく、年長群は、強迫、抑うつ、
不安などの神経症様症状として現れやすい。性差は女子に急性ないし亜急性
発症が多く、思春期の前期から中期の女子にとっての負荷が、身体的変化お
よび性的同一性の獲得の両面において男子よりも大きし短期間に過重される
ためであると考える。──

　この発表に対する質問と回答：

　A. 中根允文（長崎大学）　発症をどのように定義しているか、その定義
を教えて項きたい。

　B. 演者　発症については、主治医が家族から聴取したデータとか面接
を通じて得られた情報から、レトロスペクティブに判断した。

　C. 中根允文　これこれの行動異常がいくつ以上あって、精神病理学的
な症状のこれこれのものがいくつ以上そろった場合を発症とするとか、そう
いうオペレーショナルに設定しないと、特に早期発症の場合は判断が難しい

と思う。できればもう一度発症の時期をきちっとオペレーショナルに設定されるときれいな結果になるのではないか。

D. 牛島定信（東京慈恵会医科大学精神医学教室）　18歳までの患者のピークが15歳、16歳にあり、17歳、18歳は落ちているが、分裂病の発病の傾向からすると、むしろ17、18、19歳となるに従って増えていくはずで、それが減っていることに関しては、どのように考えるか。2）年少組に心身症様の前駆症状が多くて、それから年長に神経症的な前駆症状が多いという結果について、どのように考えるか。

E. 演者　　1）それについてまだ充分考察していない。2）年少群に心身症、年長群に神経症が多いということは、発達過程で身体に関するあらわれ方が小さい子については多いという一般的な考えに留まっている。

F. 町沢静夫（国立精神・神経センター精神保健研究所）　パーパラ・フィッシュのハイリスクスタディによると陰性分裂病の場合には2歳の頃から陰性症状に似た症状が延々と起こっていて、いつから発症したかはフォローアップしていくとわからないと報告している。陽性、陰性を分けるほうがいいのではないか。

G. 演者　　潜伏性に発症しているもので胎生期とか小児期において特に特徴がみられたということは、われわれの症例では見られなかった。胎生期においていろいろな要因があったとか、身体症状や環境についての要因があったというのは急性の方がはっきりしていた。潜伏性発症14例中に特に胎生期に何かがあったとか、小児期に身体疾患とか発達上の問題とか環境上の問題があったのは4例あった。発達の遅れとか発熱があったとかそういう身体的な要因とか、父の死亡が1例あって、特にわれわれの症例で そういうものが明確になったということはなかった。

H. 小倉清（関東中央病院）　総数が千何十人中68例が分裂病といわれたが、分裂病と診断される患者の数が非常に少ないように思うが、いかがか。

I. 演者　　初診時診断で、DSM-ⅢおよびDSM-Ⅲ-Rの診断基準に合致した数は68名であった。

J. 牛島定信　　12歳ですでにはっきりと分裂病と診断される人たちもいたということか。

K. 演者　　そうです。

L. 牛島定信　　12 歳より前で分裂病になるかもしれないということになるか。

M. 演者　　そういう患者もいたかもしれない。

N. 牛島定信　　そういう人たちのフォローアップもあればいいと考えた。

O. 山下　仰（大阪市小児保健センター）　　性差について女性が多かったとの報告だが、10 代後半ではどちらかというと男性のほうが多いのが一般的ではないか。この点についてどう考えるか。2) 初診時の診断と言われたが、フォローアップしても確実に分裂病という診断なのか。

P. 演者　　1）10 代後半から 20 代・30 代にかけて女子の方がピークが出てくるので、35 歳ぐらいまで含めれば大体均一になるのではないかと考えている。2）今回発表したのは初診時の診断であって、フォローアップはこの中で 68 例中 45 例ぐらい、外来もしくは入院でしているが、それについて詳しいことはまだ検討していない。

Q. 山下仰　　診断が変わる可能性のある症例はあるか。

R. 演者　　診断が変わる可能性のある症例とかは、まだ検討していない。

　著名な先生方からご質問を頂き、活発な討論の様子がうかがえます。調査したきっかけは、児童期発症の統合失調症の臨床的な特徴、統合失調症の前駆症状に注目された頃で、それから前駆症状の時に早期に治療することで統合失調症が予防できるのではというコンセプトで各国で臨床研究が始まりました。特に中安信夫氏の『初期分裂病』が 1990 年に発売されて日本でも注目をされていました。『精神神経学雑誌』（93 巻 5 号、309 ～ 333 頁、1991 年）に、坂口正道「幼少時から神経症様症状を呈した分裂病症例—前駆症と小児分裂病をめぐって」が掲載されました。また『分裂病の精神病理 3』（東京大学出版会、1974 年）の中井久夫「分裂病の発病過程とその転導」に分裂病発症の前段階について詳しく述べられています。児童期の統合失調症については DSM-5-TR では、統合失調症の本質的な特徴は児童期でも同様であるが、診断はより困難である。前駆症状として、非特異的な情動・行動障害と精神

病理、知的能力ならびに言語能力の変調、微細な運動発達遅延をあげている[13]。またこれ以降 ARMS（at risk mental states）の研究は、精力的になされましたが、統合失調症を発症するのは一部であり、統合失調症発症を予防する治療方法は確立しませんでした。われわれは未治療の初発統合失調症に対して PET 研究によって、ミクログリア活性を調べ、有意に上昇していていることを示しました。ゆえに統合失調症初発時は脳に何らかの炎症又は免疫反応が起こっている可能性が示唆されました。

　その他、子どもの睡眠障害については、馬越秋瀬先生、三島和夫先生に診療のコツ（各論 14）「子どもの睡眠障害の治療」を詳細に記述して頂きました。米国での児童精神科については、廣田智也先生が診療のコツ（各論 15）「米国の児童思春期精神科事情」で述べて頂きました。

〔文献〕

(1) 川西聖子、中村和彦、藤岡邦子、細川　清「香川医科大学精神神経科児童思春期外来の実態」『児童青年精神医学とその近接領域』32 巻 5 号、365-366 頁、1991 年

(2) 中村和彦、川西聖子、藤岡邦子、細川　清「思春期に初診した ADHD 児 7 例の臨床的検討」『児童青年精神医学とその近接領域』32 巻 5 号、355-356 頁、1991 年

(3) 中村和彦編『児童・青年期精神疾患の薬物治療ガイドライン』じほう、2018 年

(4) 石飛　信、海老島　健、神尾陽子「自閉スペクトラム症（ASD）の包括的支援環境下における薬物治療」（中村和彦編）『児童・青年期精神疾患の薬物治療ガイドライン』63-79 頁、じほう、2018 年

(5) 海老島　健「注意欠如・多動症（ADHD）の薬物治療」（中村和彦編）『児童・青年期精神疾患の薬物治療ガイドライン』50-62 頁、じほう、2018 年

(6) Saito, M. et al.: Prevalence and cumulative incidence of autism spectrum disorders and the patterns of co-occurring neurodevelopmental disorders in a total population sample of 5-year-old children. Mol Autism; 11: 35, 2020.

(7) Hofvander, B. et al.:Psychiatric and psychosocial problems in adults with normal-intelligence autism spectrum disorders. BMC Psychiatry; 9: 35, 2009.

(8) 中村和彦編著『大人の ADHD 臨床―アセスメントから治療まで』金子書房、2016 年

(9) 村上　綾、中村和彦、川西聖子、渡邊岳海、洲脇　寛、藤岡邦子「多動を伴う学習障害児 11 例に対する集団プレイセラピーの試み：ソーシャルスキルに関して」『児童青年精神医学とその近接領域』38 巻 1 号、67-68 頁、1997 年

(10) 中村和彦、川西聖子、洲脇　寛、藤岡邦子、細川清「強迫性障害 29 例の臨床的検討」『児童青年精神医学とその近接領域』34 巻 1 号、90-91 頁、1993 年

（11）American Psychiatric Association（日本語版用語監修 日本精神神経学会、髙橋三郎、
　　大野　裕監訳、染矢俊幸、神庭重信、尾崎紀夫、三村　將、村井俊哉、中尾智博訳）『DSM-5
　　－ TR 精神疾患の診断・統計マニュアル』 258 頁、医学書院、2023 年
（12）中村和彦、川西聖子、洲脇　寛、藤岡邦子、細川　清「児童青年期の精神分裂病の
　　臨床的検討」『児童青年精神医学とその近接領域』35 巻 1 号、32-33 頁、1994 年
（13）American Psychiatric Association（日本語版用語監修 日本精神神経学会、髙橋三郎、
　　大野　裕監訳、染矢俊幸、神庭重信、尾崎紀夫、三村　將、村井俊哉、中尾智博訳）『DSM-5
　　－ TR 精神疾患の診断・統計マニュアル』 114 頁、医学書院、2023 年

II

子どもの
こころの
診療 のコツ

● 各論

摂食障害

宮脇　大

大阪市立総合医療センター児童青年精神科

はじめに

　摂食障害は、心理的背景を持つ摂食行動問題である。摂食障害は、青年期女性に好発し、精神障害のなかで死亡率が高く、薬物療法が有効でない[1]。近年、摂食障害患者は、若年発症の小学生に加え、成人期発症、遷延した中年患者など年齢層は広がっているが、本稿では、摂食障害の中核的概念である神経性やせ症、発症から 3 年以内、そして親同伴で受診する 10 代の患者を念頭に記述する。

摂食障害とは

　摂食障害は、心理的背景を持つ摂食行動の問題であり、神経性やせ症、回避・制限性食物摂取症、神経性過食症、過食性障害などが含まれる。摂食行動の問題とは、食べない、食べられない、あるいは食べたら止まらない、が主である。心理的背景とは、やせ願望、肥満恐怖、体重や体型へのとらわれ、ボディーイメージの歪み、痩せの過小評価、過活動衝動などがある。これらは発症後に顕在化する摂食障害特有の精神病理である。また加えて、心理的背景には、病前性格や先行する併存症が含まれる。摂食障害患者は、発症前から、自己評価の低さ、完璧主義、負けず嫌い、社交不安の強さ、アレキシ

サイミア、対人的文脈の直感的理解の不得手、点数や体重などの明示的指標への親和性を有していることが典型的である。神経性やせ症であれば、発症前から全般性不安症、社交不安症や自閉スペクトラム症（以下、ASD）を併存していたと診断されることが多い。

摂食障害の治療と段階

　摂食障害の治療が難しい理由の一つは、当初の発症や症状維持に寄与したであろう心理的問題とは別に、いったん身体症状が悪化すると精神症状が強化され、悪循環的に難治化することである。神経性やせ症であれば、低体重の進行や慢性化が、ボディーイメージを歪ませ、るい瘦の過小評価をもたらす。また不安耐性を低下させ、肥満恐怖や体重など数字へのとらわれを増悪させたりする。結果として、わずかな体重増加ですら強い不安を惹起するようになり、摂食制限が強化される。神経性過食症であれば、繰り返される過食後の自己誘発性嘔吐が低血糖を生じさせ、これが過食衝動につながり、過食嘔吐が悪循環的に継続するようになる。

　摂食障害治療は3段階である。第1段階は、餓死リスクなど身体的危機への介入である。第2段階は、第1段階の後、あるいは並行して、特有の摂食行動問題と精神病理への介入である。これらの一定改善後に、第3段階があり、発症や症状持続に寄与したと思われる病前性格を含めた心理的問題、不安症やASDなどの併存症などの心理的背景へのアプローチと社会適応への支援である。軽症例であれば、第1段階と第3段階が必要なく、精神科外来において第2段階だけで完結する。一方、重症例であれば、第1段階と第2段階に救命救急センター、小児科、精神科病棟のすべてが必要となったり、第3段階として、るい瘦軽快後も長期の精神科通院と社会資源利用を要することもある。

子どもの神経性やせ症の診療のコツ

　治療第2段階における9つのコツを述べる。

（1）診断基準以外の特徴を知っておく

　DSM-5 の神経性やせ症の DSM-5 基準を簡略化すると、①体重減少（子ども の場合は体重増加の無さ）、②肥満恐怖あるいは体重増加を妨げる行動、 ③ボディーイメージの障害、体重や体型に左右される自己評価あるいは低体 重の過小評価、の 3 項目である。これらに加えて、上述の心理的背景（特有 の精神病理、病前性格や不安症や ASD 特性の併存しやすさ）を知っておく と役立つ。また高カロリー食品の回避、咀嚼回数や最終食事時間の設定など の儀式的食事ルール、遅食、刻み食い、自ら調理したがったり、家族の小食 を許さず食べることを求めたりする態度など、よくある行動特徴に把握して おくと、寡黙な患者であってもアセスメントに役立つことが多い。ただし、 心理的背景の把握について注意点がある。それは親や教師は、患者は真面目、 努力家、計画性があるとしばしば陽性評価をしていることである。実際には、 本人は批判されることを恐れ、成績が良くとも状況が悪化しないか不安で、 結果として真面目に行動せざるを得ないことが多い。周囲から思われている よりも自己評価が低く、達成感が乏しい。

（2）Great Ormond Street Criteria を知っておく

　子どもの摂食障害は、成人期と比べて非定型例が多い。例えば、ダイエッ ト歴が無い、腹痛や腹部不快感などの身体症状の訴えが目立ち、やせ願望 や肥満恐怖が目立たないが摂食量増加には抵抗する症例などである [2]。小食 でスリムな小学生時代から、より多くを食べ、体型も変化する思春期へ移 行することへの違和感が強く、小食を貫く子どももいる。そのため、子ども の摂食障害の診断基準として、英国の Lask らによる Great Ormond Street Criteria（表 1）が使われてきた [3]。回避・制限性食物摂取症が追加された DSM-5 の刊行以前から、神経性やせ症と神経性過食症に加えて食物回避性 情緒障害や機能的嚥下障害などの精神病理が異なる "食べない子ども" の診 断分類を持っており、子どもの摂食障害の非定型さを反映し実践的である。

（3）家族を最大の治療資源であるとみなす

　かつて本邦では、親を重要な治療資源とみなさず、むしろ子どもの食事に

表 1 Great Ormond Street Criteria：GOSC

① 神経性やせ症（anorexia nervosa: AN）
　・頑固な体重減少（食物回避，自己誘発性嘔吐，過度の運動，下剤の乱用など）
　・体重・体型に対する歪んだ認知
　・体重・体型や食物・食事への激しい没頭
② 神経性過食症（bulimia nervosa: BN）
　・繰り返される過食と排出あるいは食物制限
　・制御できないという感覚
　・体重・体型に対する歪んだ認知
③ 食物回避性情緒障害（food avoidance emotional disorder: FAED）
　・食物回避
　・体重減少
　・気分障害
　・体重・体型に対する歪んだ認知がない
　・体重・体型への激しい没頭がない
　・器質的疾患や精神病，禁止薬物の使用，薬の副作用ではない
④ 選択的摂食（selective eating: SE）
　・少なくとも 2 年間続く狭い範囲の食物嗜好
　・食べたことがない物を摂取しようとしない
　・体重・体型に対する歪んだ認知がない
　・体重・体型への激しい病的な没頭がない
　・体重は低くても正常でも高くてもよい
⑤ 制限摂食（restrictive eating: RE）
　・年齢相応より摂食量が少ない
　・栄養的には内容の問題はなく，量の問題である
　・体重・体型に対する異常な認知がない
　・体重・体型への激しい没頭がない
　・体重と身長は低いことが多い
⑥ 食物拒否（food refusal: FR）
　・一時的・断続的・場面依存的であることが多い
　・体重・体型に対する歪んだ認知がない
　・体重・体型への激しい没頭がない
⑦ 機能的嚥下障害（functional dysphagia: FD）と他の恐怖状態
　・食物回避
　・嚥下，窒息，嘔吐の恐怖など食物回避に関わる恐怖
　・体重・体型に対する歪んだ認知がない
　・体重・体型への激しい没頭がない
⑧ 広汎性拒絶症候群（pervasive refusal syndrome: PRS）
　・食べる，飲む，歩く，話すこと，セルフケアへの回避によって表される激しい拒絶
　・援助に対する頑固とした抵抗
⑨ うつ状態による食欲低下（appetite loss secondary to depression）
　・食欲低下
　・頑固な食物回避がない
　・体型に対する歪んだ認知がない
　・体重・体型への没頭がない

(Eating Disorders in Childhood and Adolescence 4th ed., Lask & Bryant-Waugh, 2013, 一部改変)

親が干渉しないように専門家が助言することがあった。おそらく、これは本邦の摂食障害診療の実情、つまり少数の専門医が、罹病期間の長い重症摂食障害患者を診療してきた経験がそうさせたのだろう。これは若年患者には不適切と考える。近年、神経性やせ症に対して第一選択の治療は、Family based treatment（以下、FBT）という外来治療である[4]。これは両親を重要な治療資源とみなし、同居家族の参加を求め、早期の体重回復に焦点づけるという行動療法的な家族療法である[5]。現実には、親は子どもの摂食への抵抗に翻弄されて、自信を失って精神科を受診することが多い。一方で、虐待リスクのあるごくわずかな親を除き、親は愛情と責任感を持ち、かつては子どもに十分な栄養を与えてきた実績がある。治療を恐れて泣き叫ぶ子どもに毅然と治療を施す医師や看護師のようになる力が親にはある。親が「以前のように子どもに食べさせることがまた出来るはずだ。いや治療はわれわれ親にしか出来ないのだ」と奮い立つように親をエンパワーすることの治療効果は絶大である。

（4）早期の体重回復に焦点づける

治療初期は体重回復を優先し、0.5-1 kg/ 週という急速な体重増加を目指す。当初はボディーイメージの障害など摂食障害特有の精神病理の改善を求めない。通常、これらは体重回復後に遅れて改善するからである。患者の納得が得られやすく現実的であることを理由に、1kg / 月程度の回復を推奨する専門医もいる。実際に、神経性やせ症患者は、「病気は治したいが、体重は増やしたくない」と両価的であり、親と治療者の支援をもってしても 20-30％は慢性化すると言われ、難治例は少なくない。しかし、私見であるが、緩徐な体重回復であれば患者の肥満恐怖が緩和するわけではないため、治療的となることが少ない印象がある。かえって低体重遷延が精神病理の増悪させ、難治化することを危惧する。

（5）標準体重と BMI は増加し、エネルギー必要量が最大となることを知っておく

学童期を通じ、16 歳まで標準体重と BMI は上昇しつづける。50 パーセン

タイルＢＭＩは、10歳16.8、12歳18.4、14歳19.9、16歳20.8である。この時期には低体重から回復すれば、身長が伸びる可能性が高い。例えば、13歳で身長150cmの女児の標準体重は44.0kgであるが、3年後16歳時の予測身長160cmなら標準体重は53.4kgとなる。連動して、標準体重の85％〜90％とされることが多い目標体重も、年々上昇することになる。また運動量の多い中学生女子のエネルギー必要量は2700kcal/日とされており、成人期より多い。したがって、体重回復には3000kcal以上が必要となる時期がある。「頑張って体重を元に戻したのに、何故か月経が来ない」とならぬよう、2、3年後の予測身長と目標体重を本人と親と共有しておく。

(6) 摂食障害を外在化する

　外在化は、FBTだけでなく、近年の摂食障害のいくつかの心理療法でも鍵となる治療戦略である。子どもは神経性やせ症という病気に支配され、抵抗する力が弱っていると考えることで、親が子どもと対立せず、神経性やせ症という病気に対峙する構図にする。不合理な肥満恐怖など特有の精神病理を、モンスターの脅しや悪魔のささやきに例えることで、「食卓で病気に脅迫され怯える子ども」として理解しやすくなり、子どもには叱責よりも不安軽減が必要であることを親が実感できるようにする。回復には親の支援が必要であるにもかかわらず、当初は、親の介入を拒み、怒り出し、時に自分を太らせる敵だとみなすことがよくあることを理解してもらう。親は、子どもの要求を、年齢相応の子どもの願いとして応じるのか、あるいは病気に脅迫された結果で回復を妨げるものとして応じないのかを判断する。後者であれば、譲歩をせず、受け入れない。両親の不一致があり、お互いを非難することになれば、結果は神経性やせ症の独り勝ちになってしまう。治療者は、親が穏やかながら権威を持ち、粘り強く子どもに対応できるように援助する。

(7) 子どもの治療への両価性をとりあげる

　神経性やせ症の子どもは、治療に拒否的と言われる。身体的危機を過小評価し、皆が言うほどには自分は痩せておらず、十分食べており、治療の必要はないと主張することも多い。しかし、受診する患者は、このままではまず

いと多少は自覚しており、両価的であると言える。ただし、この両価性は、「体重を回復しないといけないと思う。でも、食べ始めると延々と太り続けるイメージが沸くので食べられない」というレベルから、「自分は病気でない。困っていない。一方で、親や医者が勝手に心配して色々制約してくる現状には困っており、なんとかしたい」というものまで幅がある。一般論としての医学的心理教育はするとしても、病識欠如と呼ばれる後者の場合でも、「うるさく干渉されなくなりたいのですね」と困っている現状を共有する。動機づけ面接のクライエントの両価性を扱う技法は、治療者が説教じみて患者と対立するリスクを下げ、治療動機を高めることに役立つと考えている。

(8) 精神科入院治療を利用する

　FBT は、入院治療は身体的安定のための一時的な解決策に過ぎず、回復をもたらすものではないというスタンスで 入院治療の効果を疑問視する立場を取る。入院治療は、両親に一時的な安堵を与えるが、同時に「私達には家庭で子どもを回復させる能力がない」と親に無力感を与え、反治療的になると考えるのである。もちろん、治療者は、親に無力感を抱かせるリスクに敏感であるべきである。しかし、治療技法はその国の医療制度、特に保険制度を反映していることも忘れてはならない。治療費が高額なアメリカや、GP（かかりつけ医）制度があり 専門入院治療期間が短いイギリスでは、集中的な外来治療としてやらざるを得ない面があるかもしれない。本邦は、医療費の安さ（患者負担の少なさ）とフリーアクセスという他国にない武器を持っており、児童精神科病棟での長期入院治療の実践がある。たとえそのような長期入院が困難な病院でも、精神科外来治療（と緊急時の小児科入院）を柱とし複数回の入院を利用した治療ができる可能性を持っているのではなかろうか。実際に、外来診療時間の確保困難など日本の医療制度に合わない点がある FBT を、再栄養のための入院治療中に導入して外来治療につなげたりする工夫などが試みられている[6]。初診時に「私は問題ない」と取りつく島のなかった患者が、毎週の外来治療を数か月継続後、「家では治せないかもしれない。これ以上親に負担をかけたくない。治すために私は入院したほうがいいかもしれない」と態度を変えることは珍しくない。このような経

緯の入院治療は、効果が高く、親に無力感を与えるものではない。また精神科病棟は、神経性やせ症の子どもに、摂食を強要し、従来の自己コントロール感を失わせ、肥満恐怖を刺激する機能を持っている。同時に、明示的な指標とルール遵守によって不安を統制する病前性格を持つ神経性やせ症の子どもにとって、制約とルールの多い精神科病棟は、不安統制を助け、回復の動因となる機能も持つことを治療者は意識すべきである。

（9）ASD の併存例の場合、偏食は許容する

　摂食障害は、しばしば発達障害を併存する。神経性やせ症のため入院した患者の 37％が ASD を併存、あるいは ASD 特性を持つと報告されている[7]。摂食障害の背景に看過されやすい発達障害を診断することは、その人の心理的背景を個別的に理解し、支援するために重要であることに異論はないであろう。加えて、Tchanturia らイギリスの臨床家は、感覚過敏や感覚鈍麻などの感覚特性とこだわりに対してより配慮すべきと述べている。自戒を込めて述べると、本邦の食事療法は、栄養面を重視し過ぎるあまり、メニューが画一的で、ASD の感覚特性やこだわりに関する個別的配慮を欠いているかもしれない。幼児期からの偏食を、神経性やせ症による摂食制限とみなすことで、治療が停滞することがある。ある ASD 併存例は、薄味の食事を希望し、別の併存例は極端な辛味を求めた。また味でなく、柔らかい食感とシャキシャキした食感が混在する食事が摂食への抵抗感が強めると述べる併存例もいた。画一的メニューは、時に食物嫌悪、嘔気や嘔吐をもたらし、さらなる摂食制限という悪循環となっているかもしれず、自身の今後の課題としたい。

おわりに

　神経やせ症の治療のコツについて私見を述べた。神経性やせ症は、時に重篤な身体症状を伴い、死亡率が高いため、本邦の精神科医に敬遠されがちであった。しかし、低年齢化と同時に長期慢性化例などの受診年齢層の拡大、不安症や ASD などの併存症の多さが明らかになり、精神科医、小児科医、養護教諭など多職種連携がより必要になってきたとの指摘ある[8]。一方で、

診療科専門領域の細分化が進み、これに応える総合病院などの医療機関がかえって減っていることが課題である。

〔文献〕

(1) 西園マーハ文『摂食障害の精神医学』日本評論社、2022 年

(2) Lask B, Bryant-Waugh R.:Overview of eating disorders in childhood and adolescence. Eating Disorders in Childhood and Adolescence. 4th ed. pp. 33-49, New York, Routledge,2013.

(3) 宮脇大「【児童青年期の摂食障害治療アップデート】児童青年期の神経性やせ症に対する家族療法の実際　Family based treatment」『児童青年精神医学とその近接領域』62 巻 5 号、655-665 頁、2021 年

(4) 宮脇大、原田朋子「【精神科診療のエビデンス - 国内外の重要ガイドライン解説】（第 9 章）摂食障害　Eating disorders: recognition and treatment（NICE guideline, NG69）」『精神医学』62 巻 5 号、656-662 頁、2020 年

(5) 宮脇大、原田朋子、山内常生「【児童思春期の精神障害】児童思春期の摂食障害」『精神科』28 巻 4 号、296-303 頁、2016 年

(6) Nishiura S, Miyawaki D, Goto A, Hivai K, Sakamoto S, Hama H, Kadono S, Inoue K: Adoption of inpatient family - based treatment for anorexia nervosa: A case report. Psychiatry and Clinical Neurosciences Reports 2023, 2（2）.

(7) 宮脇大、平井香「【特集　いま，知っておきたい発達障害 Q&A 98】発達障害と摂食障害の関係について教えてください」『精神医学』65 巻 5 号、682-686 頁、2023 年

(8) 高宮静男『摂食障害の子どもたち：家庭や学校で早期発見・対応するための工夫』合同出版、2019 年

昔ながらの診療の基礎と
ディメンジョナル・モデルの臨床

杉山登志郎

福井大学子どものこころの発達研究センター

はじめに

　カテゴリー診断全盛の中で、基本的な診療のあり方がどうもおかしくなっているという印象は、年配の精神科医が抱いている共通の印象のようだ。畏友、鈴木國文（2014）は幾らか戯画的にこの状況を次のように記している。

　年配医が、「抑うつの種類を診分ける、そして不安の種類、妄想の種類を診分ける、それが診断というものだ、さらに性格についても診断する。その上で、患者さんの生活史の中に位置づける。そうしなければ治療などできないだろう」と指導を行うと、若手医はそれを否定せず、しかし小声で「そうすると良くなるってエビデンスあるのですか？」と聞くのである。

　最近の精神科医は、児童青年精神科医を含め、薬物療法以外の治療の武器を持たないように見える、というのは筆者の偏見であろうか。その背後には、生物学的精神医学の隆盛と力動精神医学の衰退があるのだろう。古い精神医学や心理学は科学的信頼を欠くつまりエビデンスがない、まさに若手医がつぶやくように。しかし薬の処方のみによって「こころの病」に対応できるはずもない。そしてどうやら時代は、もう１つ先に進み、世界レベルでは新たな精神療法の復権が展開しているようである。

　筆者は 2017 年から福井大学において、若手の精神科医への臨床指導を行う役割を務めさせていただいている。また個別にオンラインでの症例検討会

（トラウマ研究会）を重ねてきた。そのような症例検討において、しばしば一番基本的な情報が欠落しているという指摘を繰り返すことがよく起きる。われわれはもう一度、子どものこころの診療について、基本的な診療技術を見直すことが必要な時代になっているのではないだろうか。

　この小論では、ごく普通の（と年季を積んだ精神科医からは見える）臨床手順にそった診療の振り返りを行うが、それだけでは若手医師は読んでくれないと思うので、終わりに、最新の科学的診断、ディメンジョナル・モデルによる診断（Kuruger et al., 2018）を臨床に落とし込んだ臨床診断法を紹介する。この両者、伝統的診断技術とディメンジョナル・モデルによる診断は、実はしっかりとドッキングするのである。

初診の手順

　初診がなぜ重要か。いうまでもなく、最初の見立てを行う機会であり、また再診に比べ、きちんとした時間が保証されている診療の場だからである。

　初診の手順について、筆者は次のような手順で行っている。

　①主訴の確認、②家族歴の聴取とバウムテスト、グッドイナフテスト、③生育歴と病歴の確認、これは治療歴の確認を含む。④診断の提示と治療方針の説明。さらに筆者は、⑤ディメンジョナル・モデルによる診断を現在は実施している。この順でそれぞれについて説明する。

(1) 主訴

　最初に、白衣の有無である。筆者は白衣は着ないという立場である。主訴の前に、診察室に導き入れたところで、挨拶し自己紹介をする。幼児でぐずっている子の場合には、手書きの絵を描き、それを渡すところから診療をはじめることもある（図1）。

　このような場合は、絵を材料にして、子どもとやりとりをする。「これはなんだ？」「好きな動物（車）はなに？」「ゾウさんとウサギさんとどちらが大きい」「ゾウさんの鼻は？　ウサギさんの鼻は？　あなたの鼻は？（部分名詞；形容詞に近い概念把握が可能か？）」など、ここで幼児の大まかな認

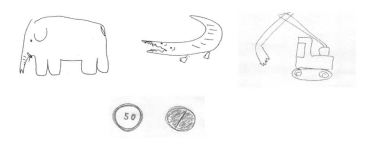

図1　幼児の診療に用いる手書き絵

知およびコミュニケーション能力を把握するようにしている。児童精神科医は幼児の診療を行うので、自分が一筆で描ける絵をいくつか練習しておくことをお勧めする。

　会話が可能な子で、集団教育が既に始まっている年齢の子の場合は、名前を確認した後、「年齢」「通っている園」「なに組さんか」「その組の担任の先生」「担任の特性（大きい先生か、小さい先生か、お年寄りか若いか、可愛いかなど）」を最初に尋ねて返事をしてもらう。それから自己紹介を行う。

　このやりとりで、大体の言語能力は把握が出来、対人的な行動特徴、集中力、多動の有無なども分かる。

　小学生以後は主訴を確認する。「困っていること、ここに来た理由」について子どもと親と両者に尋ねる。子どもが困っていないことを強調した時は、誰か困っている人が居るのか確認をする。病院に来た理由が明らかになったところで、子どもに、解決をしたいと考えているかどうか確認し、子どもが肯定をしたら、その解決のために今から診察を行うことを宣言する。これは治療契約の最初のステップである。

　特に青年期の症例で「困ることなし」と本人が宣言した場合には、医療はサービス業なので、ニード（困ること）がないと成立しないことを説明し、患者さんのニードに専門的なサービスを行うのがわれわれの仕事であると説明を行った上で、あらためて、受診の理由を、子どもと同行した大人に確認をする。その問題解決のために診療を始めても良いか、子どもの側に確認を

するようにしている。どうしても同意しないときは、親の側への相談を行って良いかどうかの確認をする。この辺りは何と言っても子どもが当事者であることをできる限り繰り返し伝えることが必要であると考える。

（2）家族歴の聴取とバウムテスト、グッドイナフテスト

　筆者は次に、家族歴から入る。子どもは1人で生きているのではないので、現病歴を最後に回したほうが、どんな状況でそのことが生じたのか理解がしやすいからである。家族歴の聴取に際して、1人で診療するときには、子どもに絵を描いてもらいながら、家族歴を尋ね、心理士（ソーシャルワーカー）などが同席していれば、心理士に依頼し同席で、同席を嫌がる青年期患者では、別室で10分とか15分とか時間を決めて、両テストを依頼する。

　両親からはじめ、祖父母の代まで必ず確認する。家族樹は時間をかけて正確に作り、大きな出来事があったとき、患児が何歳の時のことか、歴史年表を作る要領で正確にたどる。両親の精神保健上の既往歴や現状に関しても確認する。トラウマ的な既往歴、家族の中の暴力の有無もできるだけ正面から聞く。子どもと同席では困難な事も多いが、個別に聞くようにすれば、例えば両親がどのくらいセックスレスか、母親の性被害の既往なども正面から聞いた場合、正直に答えてくれるものである。このように、親のイメージがしっかり出来るまで尋ね、後述するディメンジョナル・モデルのどの類型に父親、母親がそれぞれ当てはまるのか判別できるところまで聞くことが、それ以後の臨床を円滑にするコツになると思う。

　親が精神保健上の課題を抱え、未受診の時は、カルテを作ることを勧め、切羽詰まっているときには、子どもの診療終了後、直ちに併行治療に、待てるときには、次回に親の側のカルテを作成している。また精神科を既に受診していて、しかも経過が不良のまま数年以上改善が無いときは、家族とも相談し、転院をすすめる。ちなみにこのような例はほぼ例外なく、親の側のトラウマ系の問題の見逃しである。転院が決まった場合には、既に受診している医療機関に、紹介状を依頼するようにしている。

　祖父母の代まで遡り、家族状況の確認し、家族樹をきちんと作成する、家族の出来事を患児の年齢にそって〇歳に何があったかを把握する、ここが実

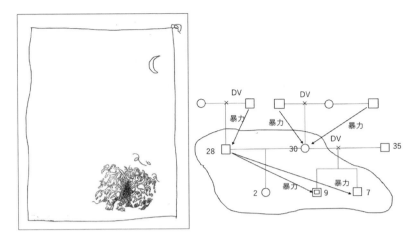

図2　9歳男児　家族樹とバウムテスト

カテゴリー診断では ASD/ADHD になる母親に気分変動、希死念慮あり

は精神科の診察における、最重要のコツである。

　同時に行う描画では、筆者は枠付きの描画を実施している。Ａ４の白紙の端に１cmぐらいの幅の枠をフリーハンドで描き、その上で描画をお願いするのであるが、この枠付き描画の最初は中井久夫先生である（1992）。実際に枠付き、枠無しでやってみると、この枠が付いているほうが内的な表出が容易になることが瞭然と理解出来る。この２つのテストで実にいろいろなことが分かるが、同時に簡易性格検査、簡易知能検査に相当するので、保険点数計 360 点の加算にもなるのである。

　バウムテストのコツである。成書（Koch, 1952）もあるが、筆者としては、目の前の子どもが、描いた木の姿をしている、と重ね合わせて見ることに尽きるのではないだろうか。エビデンスがあるのかという大合唱が聞こえて来るようだが、実は、患者の病理の重さについて、一番敏感で、しかも非侵襲的な方法と考える（図２）。

　次にグッドイナフテストであるが、こちらも成書（小林、1989）はあるが、沢山見て、慣れてくると、大体の発達年齢が分かるようになる。また描かれ

た人物の様子も重要な情報になる。

（3）生育歴、現病歴

　発達障害の場合、現病歴と生育歴は重なるので、特に分けずに生育歴から現病歴までを辿ることが多い。過敏性と多動の有無のチェックが重要である。共に愛着形成の遅れを生じるからである。不登校など、生育歴と現病歴がある程度分かれる場合には、別々の記載になる。家族の歴史と患児の歴史を突き合わせて、患児の状態がどのような家族状況の中で、変遷をしたのかを確認してゆく。繰り返すが、子どもは1人で生きているのではないので、家族状況との突き合わせの中で、今、困っている問題が、どのように始まり、それにどのような対応をし、現在に至っているのかという確認を行うことが見立ての上でのコツになる。

　さらに今日、現病歴においてきちんと確認しておかなくてはならないことがある。それは、生活リズムの問題とそれに不可避的にからむゲームへの依存の問題である。今日の子どもたちが（親もまた）健康な生活のための基本的な事項がないがしろにされていることが何と多いことだろう。特に早寝早起き、十分な睡眠時間、朝食の摂取、学校が終わった後のお稽古事（学習、スポーツを問わず）が健康なリズムを崩さないレベルに抑えられているのかといった状況など。またゲームコントロール（YouTube なども含めて）が出来ていない状況が何と多いことか。健康を守るための基本的な枠組みは、精神医療を実施する上で最優先である。心と体は同じものなので、健康な生活を守らない限り心の治療は不可能ということを何度も説得する外はない。

　概ね、これらの作業の中で、診断が明らかになってゆく。同時に、治療の上で何が必要なのか、明らかになってゆくことも多い。

（4）診断とプランニングの告知、学校状況と福祉情報

　診断を、「現在の精神科の診断は症状診断で、病気診断では無い」ことを説明した上で、現在のカテゴリー診断による診断を患児と同伴の大人に伝える。この時に、筆者の立場としては、できるだけ正直に伝え、情報の出し惜しみをしない。

プランニングを患児と同伴の大人に伝える、患児や家族が出来ることかどうかを確認しながらすりあわせる。(家族の飲み込みが悪そうなど)必要と感じられた時は、書いて渡すようにしている。

　服薬についても家族と相談を行った後、処方を行う。漢方薬について筆者は、サンプルを用意しておき、ごくごく少量をなめてもらって飲めるかどうか確認している。

　診断に関連し児童精神科の場合には初診において確認しておかなくてはならないことはまだある。1つは学校の就学が適正であるかどうかの判断、もう1つは、福祉に関する情報である。

　今日でもまだ、不適切就学の例は多い。そもそも学校という枠の基本が理解されているかを確認しなくてはならないことが希ではない。筆者はこの枠について「学校の心理教育」と呼んでいる。

　学校という世界は、担任の先生がリーダーになって子ども集団をまとめている構造になっている。特に通常クラスにおいて、担任の指示を聞くということができていないと、そもそも学校という世界は成立しないのである。筆者がよく用いるのは、船長の喩えあるいは登山のキャプテンの喩えである。「船(山登り)のリーダーは誰か。皆がリーダーの言うことを聞かなかったら船(山登り)はどうなるか」「あなたはクラスのリーダー(担任教師)のいうことが聞けているか」。一昔前なら確認しなくても自明のことが、今日はそうではない。それだからこそ、トラブルが起きるのだ。

　適正就学ということで言えば、参加できて、成果が上がる取り組みが可能なクラスが一番本人に取って適切なクラスである。これは大事なことである。実は教師も、親も、そして小児科医も、子どもを成人するまでフォローした経験を持っていない。そのような経験を持っているのは実は児童精神科医だけなのである。参加出来ないクラスに無理に参加していても、意識を飛ばす技術を身につける、もしくは授業妨害に走るだけであり、貴重なそだちの時間を無駄に過ごしてしまうことになる。特に発達障害において、真の治療は医療ではなく教育である。

　初診において、きちんと時間をかけて診察を行い、きちんとした診断をしておけば、再診は3分間診療でも良いと筆者は考えている。

経済的に困っている場合には、利用できる福祉の情報を初診において伝えることも多い。児童青年精神科の臨床は、ソーシャルワークになることが本当に多い。この点、臨床チームの中に、信頼できるソーシャルワーカーがいることが必須ではないかと感じる。福祉情報のみならず、学校との連絡や調整、児童相談所、福祉施設など、外部との連絡や調整が必要なことが本当に多いからである。

児童青年精神医学は弱者のための医療であると、長年にわたり臨床だけをしてきた児精臨床医としては、幾らか誇りを込めて断言できる。

ディメンジョナル・モデルによる診断と家族併行治療

現在のカテゴリー診断が疾病診断では無いこと、また科学的とも言えないことについては既に決着がついている（see 杉山、2022）。一方、より科学的であることが示されているディメンジョナル・モデルによる診断による臨床実践についてはほとんど論議されていない。ディメンジョナル・モデルによる診断の詳細な説明は省かざるを得ないが、精神科疾患が生じる有力な要因は、遺伝子（ゲノム）の様々な変異である。昨今の研究によって、多くの一塩基多型（SNP）、またコピー数多型（CNV）が同定された。しかしゲノム変異の側から見ると、２つの重要な事実がある。１つは同一のSNPやCNVの変化が、精神科疾患の複数の診断カテゴリーに認められ、それらは発達障害、統合失調症や双極性障害など、これまで異なって扱われてきた疾患に広がりが認められること。もう１つは正常との間に特異点を示さず連続性が認められることである（黒木、2021）。ゲノム変異の単体ではなく、その集積によって精神科疾患の素因が生じ、それに加えてそだちの中で生じる様々な要因が絡み合ってすべての精神科の「病気」に展開するというのが科学的に示された事実である。

このようなディメンジョナル・モデル（連続的特性）による診断を臨床に用いるとなると、大まかな臨床類型による診断になると考えられる。このような視点から筆者は、連続的特性とその適応状況によって親子の診断と治療を実践するという試みを行って来たので簡略に紹介したい。

表1　連続的特性による評価

一般特性		
内在化型	①うつ系	②不安系
外在化型	③依存系	④やんちゃ系
特記特性		
⑤双極系	⑥発達系	⑦トラウマ系
もしあれば追記が必要な特性		
⑧摂食系	⑨器質系	⑩失調系
適応状況		
松・竹・梅・万作（まんさく）　印象で良い		

表1に、類型と適応状況の評価を示した。少し解説を加える。

臨床で用いる類型としては、Kruger（1999）の最初の分類がそのまま使えるのではないかと考える。そこで一般特性としては、内在化型①うつ系、②不安系、外在化型③（物質）依存系、④やんちゃ系（非行触法系）の4つ、また存在によって治療に大きな影響が生じる特記特性としては、⑤双極系、⑥発達系、⑦トラウマ系が、同じくもしあれば大きな影響が生じる特性として、⑧摂食（障害）系、⑨器質系（脳腫瘍術後など）、⑩（統合）失調系、この10類型だけで十分なのではないかと考える。

もちろん、治療というレベルの状況では無く、正常範囲の者も含まれているところが、ディメンジョナル・モデルの特徴である。そして適応状況としては、松（good）、竹（fair）、梅（poor）、万作（very poor）の4つに分ける。この命名は正直迷ったのだが分かりやすさを最優先にした。万作は厳しい冬の明けに最初に咲く花なので、これから花を咲かせて欲しいという願いを込めての命名である。くれぐれも価値観抜きの4段階分けなので、この点を誤解しないでいただきたい。

こうして分けてみると、すぐにいくつかの外来でよく遭遇するパターンが思い当たる（表2）。臨床的な実践では、このようにして家族全体に連続的特性による診断を行ってみると、治療を組む上で大変に有用であり、治療の期間も短くすることが可能であると感じられる。

今後の臨床のチャレンジである。

表2　　外来でよく出会うパターン

父親	母親	子どもの問題	治療の見通しと主眼点
依存系　（梅）	うつ系（梅）	不安系の諸症状	時間が掛かるが徐々に改善する
不安系　（竹）	不安系（梅）	著しい不安系の症状	治療が切れやすい、継続の工夫が必要
うつ系　（竹）	トラウマ系（万作）	強い強迫性症状や不安症状	父親を治療に引き出すことが重要
発達系（ASD）（竹）	トラウマ系（C-PTSD）（梅）	発達性トラウマ症（学校での不適応）	親子併行治療→良くなった後に家族不和がよく起きる
やんちゃ系＋トラウマ系（万作）	トラウマ系（C-PTSD）（万作）	発達性トラウマ症（激しい非行）	家族併行治療、治療の継続には福祉の参加が必要

〔文献〕

Koch, C.（1952）: The Tree Test; the tree-drawing test as an aid in psychodiagnosis. Grune & Stratton.（林勝造、国吉雅一他訳『バウム・テスト―樹木画による人格診断法』日本文化科学社、東京、1971 年）

小林重雄『グッドイナフ人物画知能検査の臨床的利用』三京房、京都、1989 年

Krueger, R. F.（1999）: The structure of common mental disorder. Archives of General Psychiatry, 56（10）:921-926.

Krueger R. F., Kotov, R., Watson, D.（2018）:Progress in achieving quantitative classification of psychopathology. World Psychiatry, 17:282-293.

黒木俊秀「神経症概念の消滅とその後の展開」（大森哲郎編）『精神医学における仮説の形成と検証―精神医学の基盤5』154-165 頁、学樹書院、東京、2021 年

中井久夫「風景構成法」『精神科治療学（特集―描画診断の実際）7 巻3 号、237-248 頁、1992 年

杉山登志郎（2022）「精神医学の診断をめぐって」『そだちの科学』38 号、8-18 頁、2022 年

鈴木國文『精神病理学から何がみえるか』批評社、東京、2014 年

子どものこころの評価

三上克央

東海大学医学部医学科総合診療学系精神科学

はじめに

　子どもは、大人と比べると、言語的、かつ非言語的に自己を表現する方法が乏しく、苦しみや悲しみ、恐怖、怒りといったこころの状態を、身体症状や行動としてしばしば表出する。さまざまな理由による強い配慮から、困り事を周囲の大人に表出しない（できない）子どももいる。子どものこころの問題や健康度合の判断は、自覚的にも他覚的にも、実に難しい。

　このような子どものこころを、どうすれば評価できるようになるだろうか。診察室を訪れる子どもと保護者の困り事に耳を傾け、丁寧に診察する。上級医に相談し、軌道修正しながら診療を進める。治療者自身に引っかかりのある症例については、症例検討会で余すところなく議論する。子どものこころを評価する技術を習得するためには、時は変われどこの過程を繰り返すことに尽きる。一方で、いかに懸命に診療しても、何をどのように評価するかその視点が不十分であれば、場当たり的な治療や支援になり、診療経験を積み重ねることはできない。本稿では、日常診療で子どものこころを評価する際の視点を考えたい。なお、本稿は、子どものこころ専門医機構の e-learning の研修資材（三上克央　子どものこころ専門医研修　A5：診断）を参考にした。

子どもの評価の進め方

　子どもがこころの不調を来したとき、本人がそれに気づいたとしても、単独で精神科を受診することは少ない。何らかの兆候に周囲の大人が気づき、通常は保護者とともに受診する。このように、心身ともに発達の途上にあり、社会経済的に自立していない子どものこころの診療を進めるには、保護者の協力が不可欠である。同伴する保護者は、多くの場合家族であり、治療目標を設定し治療計画を立てる際、本人だけでなく、家族との面接も必要となる。

　本人と家族との面接では、本人の生育歴を辿り、本人の生活環境を把握し、本人の行動や認知、感情面を評価する。そして以上の観点から、本人の問題解決に向け、診断学的な診断や主たる症状（精神症状や身体症状、行動）、直接因子、生育歴、生活環境、持続因子を評価し、さらに保護因子を評価する。子どものこころを評価する視点を表1に示す。以下に概説する。

表1　子どもの評価の視点

● 　主訴（本人と保護者の主訴）

● 　現病歴

● 　既往歴、併存症、アレルギー歴、内服薬

● 　家族歴（なるべく第2度近親まで）

● 　家族構成（可能ならジェノグラムを作成）

● 　生育歴（本人が周囲とどのように関わってきたか）

● 　生活環境（家庭や幼稚園、保育園、学校などそれぞれの場面の状況）

● 　身体症状（頭痛や腹痛、便秘、下痢、食欲減退、体重減少、倦怠感、易疲労感、日中の眠気、不眠（入眠困難や中途覚醒、起床困難）、脚のむずむず感など）

● 　行動や認知、思考・感情（対人関係や行動、日常生活能力の到達水準、神経発達症の認知・行動特性、知的水準、思考・行動習慣、感情の変化など）

● 　診断学的診断（病型や重症度を含む）と主たる症状（精神症状と身体症状、行動）

● 　問題点を、診断学的診断と症状、生育歴、生活環境、直接因子、持続因子、保護因子の視点から整理

● 　治療目標と治療計画、経過の見通しを立案

● 　治療目標と治療計画を適宜修正

生育歴の評価

　生育歴を確認する趣旨は、本人の現状の認識と将来の展望のため、周囲とどのように関わりながら育ってきたのか、その歴史を辿り、現在の精神状況や行動、思考活動の成り立ちを確認するところにある。子どもが周囲の者と関わってきた歴史を丁寧に辿らねば、その子どものこころの現状を理解し、将来を展望することはできない。

　本人の生育歴を評価する場合、通常は、妊娠や出産時の様子、身体発達、言語発達、社会性の発達を時系列に沿って確認する。表2に評価項目の一部を示す。特に社会性の発達を確認する際は、次の注意が必要である。まず、それぞれの現象が何を意味し、いつ頃見られるかを理解して確認する。例えば、乳児期後半の現象である人見知りについて、「人見知りはありましたか」と問うても、治療者と家族で互いに共通の内容を認識しているとは限らない。人見知りについては、「知らない人を見たとき、恥ずかしがったり、嫌がったり、泣いたりしましたか」などと問いかける。次に、各現象の有無を単に確認するだけでは、そこに特段の意義はない。例えば、患者が中学生であれば、乳幼児期と児童期、青年期それぞれの時期の本人と家族、そして家族間相互の関係性を意識しながら各現象を捉える必要がある。さらに、社会性の発達の項目には、興味の共有や模倣、ごっこ遊びといった自閉スペクトラム症を示唆する幼児期の認知・行動特性が含まれる。自閉スペクトラム症の診断には、幼児期からの連続性を確認する必要がある。

　こういった生育歴の確認は、本人と家族の関係性を見直すことになり、両者にとって治療的に働くことがある。両者の関係性の歴史が変われば、現在の関係性に変化をもたらす。歴史とは、過去のある事実を解釈した結果であり、解釈である以上歴史は変わりうる。もちろん、両者の歴史を見直しても、現在の関係性が良くなるとは限らないが、治療者と本人、家族でこの歴史を探求したという事実が、子どもにとって、家族との関係性に折り合いをつける契機になりうる。

　一方で、生育歴の確認は、本人と家族にとって、非常に感情をゆさぶられ

表2 生育歴の評価

胎生期	乳児期		幼児期		児童期			青年期
結婚 妊娠	出生	1歳	3歳	6歳	10歳		15歳	18歳

妊娠中の問題：ウイルス感染、妊娠中毒症、飲酒、喫煙、在胎週数など
出産時の問題：出産方法、体重（低出生体重児など）、
　　　　　　　産科合併症（特に脳の虚血（仮死分娩など））
身体発達：定頸、はいはい、歩き始め、離乳、排泄訓練
言語発達：単語の話し始め、2語文、3語文
社会性の発達：新生児微笑、社会的微笑、後追い、人見知り、興味の共有（共同注意、
　　　　　　　社会的参照）、模倣、ごっこ遊び、反抗期（第1）、要求と交渉、近接と分離、
　　　　　　　ギャングエイジ、反抗期（第2）、自我同一性

る、侵襲的な作業である。治療的に働くこともあれば、そうでないこともあり、生育歴の確認は必須ではないことを理解する。生育歴を確認する際に気を付けることは、まず、家族機能が極めて脆弱な家族への生育歴の確認は、その家族にとって大きな負担でしかないこと。次に、長年さまざまな問題を抱えながらも社会的には安定した家族の場合、生育歴の確認は、その安定を崩す結果になりうること。さらに、本人や家族が生育歴を語りたくなければ、それを強いることは傷つき体験の再体験になりうること。最後に、生育歴の内容と育て方を結びつけることは厳に慎まなければならないこと、である。治療者は、以上の点を踏まえて生育歴を確認すべきか吟味し、確認する場合には相応の覚悟を持つ必要がある。

生活環境の評価

　生活環境は、年齢に応じて、各生活場面での生活状況を確認する。園では、入園当初の分離不安や他児とのかかわり、集団での場面の切り替えの可否、お遊戯会や運動会の様子、心配事を相談しているかなどを確認する。例えば、入園当初の分離不安は正常な反応である。入園当初に分離不安が見られない、または、強い分離不安が何ヶ月も続く場合は、それはなぜかを考える必要がある。集団場面で円滑な切り替えができなければ、それは、そこにいられないからか、次の行動に移れないからか、指示を理解できないからか、気が散っ

て指示を聞けないからかなどを確認する。お遊戯会や運動会ができたかどう
かは、周囲を模倣する力や年齢相応の理解力の確認に役立つ。

　小学校や中学校では、特別支援学校かどうか、普通学級か特別支援学級か、
登校状況、適応状況、学習状況、授業中の様子、友人とのかかわり、課外活
動の様子、心配事を相談しているかなどを確認する。友人関係は、特に同年
代と仲良くできるか、衝突しがちか、孤立しがちか、などを確認する

　家庭では、生活状況や睡眠状況、家族（両親やきょうだい、祖父母など）
との関係性、家族間の関係性、両親の仕事の状況、放課後の様子（学童や放
課後デイサービスでの様子、家庭での様子、友達との遊びの様子など）、1
日の出来事を話しているか、心配事を相談しているか、といった内容を確認
する。当然ながら、幼児期や児童期、青年期で確認する内容が異なる。例え
ば、子どもは、園の年長や小学1年生の頃から、1日の出来事を家族に盛ん
に話すようになる。一方、学齢を重ねるにつれ話さなくなることは、むしろ
自然である。小学校低学年のときに、家族が「今日はどうだった」と聞いて
も、その児が「別に」としか答えなければ、それはなぜかを考える必要があ
る。なお、療育手帳の取得の有無や、児童発達支援事業所をいつからどのよ
うに利用したかを忘れずに確認する。

　この生活環境、さらに後述する行動や認知、感情面については、現在だけ
でなく過去の状態も、生育歴の確認過程で評価する。こういった書面形式で
は、どうしてもそれぞれの項目ごとの説明となるが、実際の診療では、生育
歴を確認する過程で、その児の各年代の生活環境や精神活動を同時並行で評
価する。

行動の評価

　日常生活能力（食事の状況や衣服の着脱、清潔操作、排泄の状況など）は、
行動の問題として評価する。発達検査を行わずとも、それぞれの年齢で、通
常できる範囲を理解する。例えば、園の年長で、トイレや食事、衣服の着脱
などが助けを借りずにできれば、それは年齢相応の日常生活能力と判断でき
る。多動性や衝動性は、注意欠如・多動症の診断項目を念頭に置いて確認す

る。感覚過敏は、厳密には行動の問題ではないが、実際には、偏食や聴覚過敏への反応などのように、行動として問題になる。また、習癖や興味、固執を確認する。子どもは、ストレスがかかると、習癖や興味、こだわり行動に割く時間が長くなる。その他、食行動や強迫行動を確認する。

認知の評価

　知能水準の評価は、学童期以降は知能検査を行えばわかるが、知能検査を行わずとも、学習状況からある程度推測できる訓練をする。例えば、園の年長の後半に、平仮名が読め、1から10まで数えられ、数の大小の概念を理解し、さらには、一桁の繰り上がりのない足し算ができれば、この年代での知能は問題ない。この訓練を重ねると、逆に知能水準から学習能力を推察できるようになる。そうすると、例えば、小学生の中学年の段階で中学以降の学習につまずきを推測でき、現在学習でどこに重点を置くべきか助言できる。さらに、認知面では、自閉スペクトラム症の認知特性や注意欠如・多動症の不注意症状を、それぞれ確認する。

思考と感情の評価

　子どもでは、主に思考習慣（極端な対他配慮、規範に過度に忠実、反規範的思考、両極端な思考など）を確認する。強迫思考や関係念慮などが問題になるのは、小学校中学年以降である。

　感情の変化は、行動と認知に影響を及ぼすので非常に重要であるが、子どもでは、感情の評価を見逃すことがある。感情の変化は、かんしゃくや不機嫌、気分の落ち込み、苛立ち、易刺激性、強い不安、社交不安などを評価する。小学校低学年の子どもは、落ち込むという表現をなかなかできない。この場合、悲しいとか寂しい、一人ぼっちなどといった表現で確認する。また、興味の喪失は、先述の興味の確認がここで活かされる。そして、睡眠状況が日中の感情や行動、認知に影響を及ぼすことは、大人よりも顕著であるということを理解する。

診断学的診断と主たる症状

　子どもの場合も大人と同様、精神医学的現症を踏まえ DSM や ICD に準拠して診断する。診断学的な診断は変わりうるし、「診断保留」や「診断なし」もまた診断である。病型や重症度を含む診断の重要性は言を俟たないが、一方で、診断学的な診断はあくまでもその子ども 1 つの側面に過ぎないことを十分に理解する。また、診断学的な診断に該当するか否かにかかわらず、主たる症状（精神症状と身体症状、行動）は丁寧に評価する。主たる症状とは、本人の日常生活の支障にもっとも影響を及ぼしている症状であり、その評価は、治療計画を立てる上で重要である。

おわりに

　子どものこころの診療を進める上で、治療目標を定め治療計画を立てるためには、子どものこころを評価しなければならない。実際の診療場面では、家族と協力しながら評価する。子どもが、乳幼児期からどんなことを感じ、表現し、あるいは我慢したりあきらめたりしたのかについて、治療者と本人、家族とで丁寧に辿る。この歴史の整理は、その子どもの将来を展望する端緒を開く。

※本稿について、開示すべき製薬企業からの資金援助はない。

入院治療のコツ── 子どもが子どもらしくあるために

木村一優

多摩あおば病院

はじめに

　自閉症の治療・支援に明確なエビデンスのあるものは、なかなか見当たらず、おそらく確実に有効なのは、療育でしょう。その療育も、いろいろな取り組みがあり、どういった療育がより有効なのかも、明確なことは言えないと思います。それぞれの療育の良さがあり、子どもたちの発達を促すのだと思われます。

　入院治療に関しても同様に、どのような入院治療がより有効なのか、分からないというのが、正直なところではないでしょうか。そういたしますと、入院治療については、コツと呼ぶのはなかなか良いセンスのように思います。

　子どもが精神科病院に入院をする場合、児童思春期病棟に入院をする場合と、成人と一緒の病棟に入院をする場合がありますが、ここでは、主に児童思春期病棟を前提にしたいと思います。ただ、基本的には成人と一緒の病棟に入院をする場合でも同じことになるかと思います。

病棟運営

　まず病棟運営について、治療環境の視点と管理の視点から見てみたいと思います。

（1）治療環境

　子どもにとっては、発達促進的環境であることが必要です。さまざまな試みがあり、報告されています。

　例えば、ブロスの前青年期的なギャング段階の活動性をモデルに考えることも出来ます。この時期には、仲間集団をつくり、大人に挑戦してくるわけですが、それを扱うのだという姿勢でいることは、発達促進的です。「押され押されて押し返す、押され押されて押し返す」という柔軟で粘り強い対応が求められます[1]。

　アタッチメントの視点を持って治療環境を考えることもできると思います。子どもたちは、こころの安全地帯があってこそ成長・発達することができます。　アタッチメントのタイプは、よく知られているものですが、それを基準として、入院時などある時点でのアタッチメント様式から、現在のアタッチメント様式への変化が、発達促進的なのか、そうではないのかを見ておくことも、役に立つでしょう。例えば、Type A が Type B へと変わっていったのなら AtoB とし、発達促進的であると考える。Type D が Type C へと変わっていったのならなら DtoC とし、それが発達促進的なのか、退行しているのか注視をする必要がある、などです。Type B に向かっているかどうかを日常的に見て、見守ることも発達促進的だと思います。

　発達促進的とは何かを定義することは困難かと思います。どのようなモデルも参考になりますが、それはそのモデルから見ての発達ですから、別の視点からは別の発達が見えます。どの視点からでも、発達促進的であるかを日常的に検証してかなければなりません。

（2）管理

　病棟では昼夜子どもたちが一緒に生活をしますから、トラブルは、生じてしまいます。起こり得そうなトラブルについては、のちに触れるとしまして、病棟管理について考えていきたいと思います。病棟管理については個々の施設で、その施設のカルチャーや病棟医のスタンスなどで、さまざまでしょう。病棟医が強い指導力を持ち、ルールを明確にし、トップダウンで判断をしていくというやり方があります。一見独裁的かもしれませんが、スタッフは、

トラブルがあっても病棟医がどうにか解決をしてくれますから、安心して子どもたちに接することができます。スタッフの中の指導的立場の人を中心にしながらスタッフに管理的な仕事を担ってもらうというやり方もあるでしょう。また、病棟は一時的ではあっても生活の場になりますから、子どもたちと一緒に過ごしやすい環境を作ることを目指して、子どもたちとのミーティングなどを通して管理をしていくこともあるでしょう。実際には、その時にどういった子どもたちが入院をしているかなどの条件下で、柔軟に管理のあり方は変えていく必要があります。

　時に、治療と管理のいずれを優先するのかといった選択をしなければならない、といった問題が挙げられてしまうことがあります。夜勤帯での暴言・暴力、集団での批判、集団での自傷、立てこもり、などなど、スタッフが危険にさらされるときなどにです。治療と管理は矛盾したり、相反したりするものではないのですが、こうした時にこそ、具体的にどういった種類の管理を行っていくかに解決を求めるのではなく、難しいですが、柔軟に管理をしていくことが必要になります。

病棟で散見される出来事

　病棟では、それなりの期間、1日中子どもたちが一緒に生活をするわけですから、その入院目的とは別にいくつかの子どもゆえの出来事が起きます。それらのいくつかについて考えていきましょう。

（1）反抗と関心を引く行動
　思春期に、子どもたちは仲間集団を作り、養育者から離れた位置をとります。離れた位置といっても、養育者を意識します。そして、時には養育者を脱価値化し、仲間集団に価値を見出します。これまで自分たちを支配してきた大人たちの規範に挑戦するようになります。反抗期というものです。

　病棟に入院してくる子どもたちの中には、逆境的環境下で、養育者との間に安心・安全が育まれてこなかった子どももいます。社会的養護下では行動が見られ、情緒不安定になった子どもは、病棟でもさまざまな問題を起こし

ます。こうした子どもたちの反抗は、自分がしたいことをしたいのであり、それを妨害されたくない、という意味の言動・行動です。そこには、意識された対象がありません。愛着障害を含めた情緒障害の場合、敏感状態や情動不安定が認められることがありますから、それが直接の治療のターゲットになります。同時に、関わりを通して、情緒が安定していくと、反抗に対象が存在してきます。つまり、子どもが大人を意識して、反抗してくるようになります。反抗の様式に変化が見られます。そうすると、子どもたちの発達が促進されます。理由なき反抗から、理由ある反抗へと変わっていきます。ほとんどの情緒障害圏の子どもは、関心を引く行動をとります。対象を求めているのだけれども、対象が存在しないからです。大人を意識して、子どもらしくなることは、発達に欠かせないことのように思います。

(2) 自傷と暴言・暴力

　自傷をするには、理由があり、暴言・暴力にも理由があります。しかし、それはさまざま過ぎます。ひとりひとりの理由を考えてあげればそれでいいのですが、私たちをてこずらせるのは、子どもたちの中で流行することです。仲間集団のネガティブな側面だと思います。どうにかしていくしかありません。しかし、後でも触れますがこの場合、病棟を管理する役割を担うものを一部のスタッフが、自分たちの安全を守ってくれないなど、本来は矛盾したり相反したりしない治療と管理が、どちらが優先かといった状況に陥ってしまうことがあります。そこから立ち直り、本当はひとりひとりの課題であることに再び気づけば、この集団は、あっという間に解体します。力仕事にはなります。

　集団での自傷の場合、自傷をする道具の使いまわしがあります。子どもたちは感染症の危険を知りません。感染症についての視点から子どもたちに働きかけ、必要な検査を行うことは意義のある働きかけだと思います。

　また、暴力が、対人ではなく、対物であることも日常です。そうしますと、物が壊れます。壁に穴が開きます。そのままにしておくと、さらに器物破損が続きますので、直す必要があります。公的病院の場合は、どこまで壊した子に修繕費を請求していいのか、難しいところがあります。民間病院の場合

は、請求することは出来るのですが、本当に壊した子が誰なのか、一人なのか、複数なのか。最初に穴をあけた子がいたとしても、さらに大きくしたのは多分複数の子どもしょう。一か所一か所修繕するよりは、まとめて修繕した方が一か所当たりの単価が下がりますから、民間病院としてはお金がかからない方を選ばざるを得ません。弁償問題は頭の痛い問題です。

（3）いじめ

　集団になると必ずと言っていいほどいじめが生じます。いじめの本質と関連していると思いますが、いじめが明らかでも、誰がいつどこでどうしているのかが分かりにくい。いわゆる「証拠」が見つけられません。いじめられている子は、助けを求めてはいるのですが、大人に助けを求めたことがいじめている子に伝わるともっといじめられると思い、助けてもらうことを望んでいないかのようなことを大人に言うことがあります。それを言われたら、大人もどうしていいのか悩みます。なぜ悩むのか。当事者が望んでいないと言っているからではなく、「証拠」がその子が言っていることしかないからです。しかし、いじめられている子でもいじめている子でもない子どもから、いじめをどうにかしてほしい、けれども「証拠」について自分が話したということは内緒にしてほしいと言われます。直接そのいじめについて扱うわけではないスタッフからは、このままにしていいのかと言われます。子どもたちの中で起きていることは、やはりスタッフの中でも起きます。まずは、全員からひとりひとり話を聞いていくといいのだと思います。それを言ったのは自分であるということを伝えないことを条件にしてもいいのだと思います。そうしますと、全体像が見えてきます。そして、「客観的な証拠」がなくても、「証拠」はないと言って、介入する勇気が、いじめ対策には必要だと思います。いじめは集団で生じますが、大切なのはひとりひとりの子どもです。

ひとりひとりの子どもを見る

　入院という環境下で子どもたちを見ていくとき、すでにここで考えてきた

ようなことなどなどが生じてきて、私たちを戸惑わせます。子どもたちのパワーは強く、私たちは揺さぶられます。よく、スプリッティングが生じる、などと言われます。その通りなのだと思います。そして、児童思春期病棟にいると私たちはスタッフ間での興味深い現象を体験します。スタッフ間にも大人と子どもが現れます。病棟を管理する役割を担うものが大人になり、そうではない一部のスタッフが子どもになります。一部のスタッフは、病棟状況に不安を感じ、管理する役割を担うスタッフを批判します。批判をしているスタッフもそれを認識してかその一部のスタッフを「私たち」とつい呼んだりします。子どもの反抗期に類似して、対象が存在しなければ、崩壊します。対象が存在していれば、その批判に対象である管理する役割を担うスタッフが、批判をするスタッフによる対象を破壊することに「生き残ること」[2]で、良い関係を築き、お互いに成長し合うことが出来ます。そうやって、話し合い、分かりあいながら、病棟を運営していきます。集団として子どもたちを見て、その力動を考え、介入をしていくという試みがあるでしょう。関心を求める子どもたちは、他の子よりもより多くの関心を得たいと思い、私たち大人を試します。同胞葛藤のようなことも生じます。私たち大人はみんなに平等に接していることを示すために、病棟のルールをしっかり決めて、それを守ってもらうように運営するという方法をとることもあります。他にもあると思いますし、いずれも、有効な取り組みだと思います。それと同時に大切なのは、ひとりひとりの子どもを見るという基本的な姿勢です。

　自閉症圏の子も情緒障害圏の子も共通しているのは、相互交流がうまくいかないということです。自閉症圏の子は、もともと持っている特性の影響により、情緒障害圏の子は、養育者との間で安心・安全を育んでこられなかった影響よってです。人は不安になると、その不安をひとりで持ってはいられません。放り出したくなります。ですから、その不安を誰かに放り投げて受け取ってもらいます。子どもの不安は、養育者に投げられます。その不安を受け取った養育者は、その不安を安全なものにして、子どもに返してあげます。そうすると子どもは安心します。こうした相互交流を通して、子どもは不安に耐えられるになります。相互交流がうまくいかない子は、不安を落ち着ける力が身につきません。ですから、自閉証圏の子も情緒障害圏の子も、

不安に耐えられないのです。ひとりひとりの子どもを見ていくときに、投げ込んでくる不安を受け止めて安全なものにして返してあげることが大切なのだと思います。つまり、相互交流を通して、不安が落ち着くという体験は、自分が大切にされているという体験であり、発達促進的なのだと思います。

おわりに

　親指と人さし指、第一関節より先をクロスさせる。なにやらそれを僕にもやってほしいらしい。真似してみると、とても喜んでいる。「それなに？」「ハートです。」「どこが？」「ここがハートに見えるじゃないですか。」「あ、ほんとだ。」二人は駆け出し他の子のところへ行って、「ほんとだ、だって。」と、そして無邪気な笑い声が聞こえる。

　大人に反抗し、自傷、暴言、など大人を「困らせていた」子たちです。

　どのような場であれ、子どもがいる限り、それは発達促進的でなければなりません。発達促進的環境を定義することはやはり難しいです。でも、ひとつだけ言えそうなのは、子どもが子どもらしくいられる環境は、発達促進的なのだと思います。

〔参考文献〕
(1) 齊藤万比古「児童精神科入院治療の特異性およびその意義と課題」（齊藤万比古、岩垂喜貴編著）『児童精神科入院治療の実際』11-26 頁、金剛出版、2022 年
(2) Winnicott, D. W.:The Use of an Object. International Journal of Psychoanalysis 50:711-716,1969.

対人関係に焦点づける治療

鈴木　太

社会医療法人杏嶺会上林記念病院こども発達センターあおむし
福井大学子どものこころの発達研究センター地域こころの支援部門

はじめに

　情動不安定、抑うつ、社会的な孤立を主訴として、子どもは児童青年精神科を受診することがあり、多くの場合、親が同伴している。社会的な行動に対して直接的に介入することに長けたベテランの治療者は、子どもやその親に「3 人の同級生が知っているアニメの話題で盛り上がっているとき、どのように話しかけるべきか」と問われたら、介入プランを即座に、おそらくはいくつか、思いつくであろう。このような臨床的スキルは今日では体系化されており、学ぶことができる。

家族をベースとする対人関係療法

　対人関係療法 interpersonal psychotherapy（IPT）は、成人期うつ病を治療する個人精神療法として開発された。前思春期うつ病のための家族をベースとする対人関係療法 family-based interpersonal psychotherapy for depressed adolescents（FB-IPT）は、IPT の理論と原則を用いて、7 〜 12 歳の児童のうつ病を治療するプログラムである[3]。FB-IPT は、週に 1 回の頻度で 14 セッションが行われ、

①児童と親が同席で行う 10 分間のチェックイン、

②児童と治療者だけで行う 20 分間の個人面接、

③児童と親が同席で治療者と話す 20 分間の親子同席面接

で構成されている。

3 つのステージに FB-IPT は分かれている。

治療初期の 5 セッションでは「限定された病者の役割」を家族に導入することが主要なテーマであり、学業成績の低下や登校日数の減少は抑うつ症状の一部であることが教育され、児童は免責される[3]。親は精神的健康を保てるように自分自身をケアしながら（Put on your oxygen mask first）、お互いが冷静なときに（Strike while the iron is cold）、優しくて確固とした口調で（Kind and firm）、結果ではなく意図を考慮しながら（Consider the intention, not the outcome）、児童と話すべきであり、この「Parent Tips」が親の行動指針として教育される。

治療中期の 6 セッションではコミュニケーションスキルと問題関係戦略が訓練され、児童の適切なふるまいは「Tween Tips」として教育される[3]。児童は適切なタイミングで（Use good timing）、相手に共感を示し（Give to get）、私はどう感じるか話して（Make "I feel" statements）、複数の解決策を想定して（Have a few solutions in mind）、こちらから取引を持ちかけて（Make a deal）、双方が満足する妥協を目指さなければならない（Meet in the middle）。

治療終期の 3 セッションは再燃や再発を予防する戦略を練習する時期である。

うつ病を伴う 42 例の児童を対象として、FB-IPT と来談者中心療法を比較した無作為化試験では、FB-IPT を受けた児童は来談者中心療法を受けた児童よりもうつ病が寛解することが多く（66% vs 31%）、抑うつ症状、不安症状、対人関係障害が減少しやすかった[4]。この研究では、治療前後で仲間関係が改善した児童では抑うつ症状が改善しやすいことが明らかとなっており、FB-IPT の治療メカニズムが示唆されている。

対人関係療法

　12 〜 18 歳の青年を対象として、IPT を改訂した治療プログラムが思春期う
つ病の対人関係療法 interpersonal psychotherapy for depressed adolescents
（IPT-A）である。IPT-A は週に 1 回、12 〜 16 週間のセッションで行われ
る個人精神療法であり、うつ病、気分変調症、他の特定される抑うつ障害、
抑うつ気分を伴う適応障害などによって軽症から中等症の抑うつ症状を生
じていて、急性の希死念慮や殺人念慮、精神病、双極性障害、知的能力障
害、薬物乱用を伴わない青年を対象としている [12) 24)]。IPT-A の治療構造は
期間限定の力動的精神療法に類似しているが、治療者 − 患者関係には治療
の焦点がなく、治療者は患者の気分と対人関係の相互作用に焦点づける。青
年において、IPT はうつ病だけではなく、重篤気分調整不全 severe mood
dysregulation のような慢性の易怒性にも用いられている [11)]。

　3 つのステージに IPT-A は分かれている。

　治療初期の 4 セッションでは抑うつ障害に対する心理教育、対人関係質
問項目によるアセスメント、対人的な問題領域の同定、治療契約がなされ、
FB-IPT と同様に「限定された病者の役割」が導入される [24)]。

　治療中期の 5 セッションではコミュニケーションスキルと問題関係戦略が
訓練され、青年の適切なふるまいは「Teen Tips」として教育される。青年
はお互いが冷静なときに（Strike while the iron is cold）、適切なタイミング
を狙い（Aim for the right timing）、相手に共感を示し（Give to get）、私を
主語に話し始めて（I statements）、複数の解決策を想定しつつ（Have a few
solutions in mind）、諦めずに交渉しなければならない（Don't give up）。

　治療終期の 3 セッションでは再燃や再発を予防する戦略が練習される。

　FB-IPT と異なり、IPT-A ではセッションの大半に青年のみが参加する。
親は中期に 1 セッション、終期に 1 セッション参加することが基本形だが、
青年と親との間に不和が生じているなどの状況で親がセッションにより多く
参加することが適切なら、治療者はそのように調整する [24)]。

　IPT-A における各人の役割は明確であり、治療者と青年の役割は新たな

対人的戦略をセッション内で練習すること、青年のもう一つの役割はセッション間に新たな対人的戦略を対人関係に適用すること、親の役割は青年の新たな対人的戦略を「柔軟な気持ちで」受け入れることである[24]。

　治療者が悲哀、不和、移行といった問題領域にうまく焦点づけると、IPTは効果を示すことが多い[1]。期間が限定されたIPT-Aでは、青年と親の不和、青年と友人の不和は完全に解決するとは限らないが、青年が対人的戦略を変化させると、その頻度と強度は減少することが多い。

　抑うつ症状に対してIPT-Aが有効であることは、独立した2つの研究チームによって確認され、抑うつ症状の軽減、社会的機能の改善、問題解決スキルの向上などが報告されている[24]。IPT-Aを含む9つの精神療法群、治療待機やプラセボ治療を含む4つの統制群が含まれた52研究を対象として、児童と青年の抑うつ障害3805例に対する精神療法の有効性を検討したネットワークメタアナリシスでは、認知行動療法とIPT-Aは問題解決療法、プレイセラピー、統制群よりも有効であり、IPT-Aの効果は長期にわたって保たれていた[25]。学校内のクリニックで抑うつ的なヒスパニックの青年63例を対象として行われた無作為化試験では、16週間のIPT-Aまたは通常治療が行われ、抑うつ症状、全般的機能において、IPT-Aは通常治療よりも高い効果を示し[13]、ベースラインの母親との葛藤の高さ、ベースラインの友人との葛藤の高さがIPT-Aの有効性を予測することが示された[17][5]。台湾において行われた無作為化試験では、抑うつと自殺性を伴う台湾人の青年が対象となり、IPT-A群35例、通常治療38例が比較され、6週間後の抑うつ症状、不安症状、絶望感はIPT-A群でより改善していた[20]。

PEERS

　自閉スペクトラム症 autism spectrum disorder（ASD）を伴う児童や青年は、興味が共通した友人とは良好な関係を構築できるが[16]、孤立しやすく[2][14]、会話スキルの低さが社会参加の障壁となる[15]。Program for the Education and Enrichment of Relational Skills（PEERS）では、14セッションにわたって、80分間の青年グループ、80分間の保護者グループが並行して運営され、

毎回のセッションは10分間の合同セッションによって締めくくられる[8]。FB-IPTやIPT-Aでは児童や青年に対して「お互いが冷静なときに、適切なタイミングを狙い、相手に共感を示し、私を主語に話し始めて、複数の解決策を想定し、こちらから取引を持ちかけ、双方が満足する妥協を目指す」といった複雑なコミュニケーションを訓練することが想定されていて、親や友人との葛藤を自力で解決することが目標とされるが、PEERSでは互いの好きなものを紹介し合い、共通の興味を探し出し、会話に入り、会話から抜けるといった、より基礎的な会話スキルが訓練され、興味が共通した人物と友人になることが目標とされる。

　PEERSの最初の無作為化試験は、社会的スキルの乏しい13〜17歳の青年、多くは男児が対象として行われ、治療の待機群では（おそらくは自然経過として）交友の質が低下したが、PEERSを受けた群では社会的スキルが向上し、友人との交流が増加しており[8]、数年間の追跡調査ではさらなる改善が認められた[9][10]。自閉スペクトラム症では、PEERSは常同性を低下させ[7]、社交不安を減少させる[19]。韓国や日本など東アジアでもPEERSの効果は確認されている[23][22]。PEERSにおいて、子どもグループだけでなく親グループにも介入すること、セッションに多くの時間を費やすことは、より大きな効果につながっているようである[21]。

むすび

　FB-IPT、IPT-A、PEERSなど、対人関係に焦点づけた治療プログラムを概観した。社会的な行動はモデリングによって学習されるが、治療者が医療機関で子どもと接する時間はごく短時間であり、日々を子どもといっしょに生活する親の影響は非常に大きい。親をエンパワーして共同治療者とするスキルは高強度の精神療法プログラムに欠かせない要素であり、治療者の研鑽が求められる。

〔文献〕

(1) Crits-Christoph, P., Gibbons, M. B. C., Temes, C. M., Elkin, I., & Gallop, R. :（2010）. Interpersonal accuracy of interventions and the outcome of cognitive and interpersonal therapies for depression. Journal of Consulting and Clinical Psychology, 78（3）, 420-428,2010.

(2) Dean, M., Kasari, C., Shih, W., Frankel, F., Whitney, R., Landa, R., Lord, C., Orlich, F., King, B., & Harwood, R. : The peer relationships of girls with ASD at school: comparison to boys and girls with and without ASD. Journal of Child Psychology and Psychiatry, and Allied Disciplines, 55（11）, 1218-1225, 2014.

(3) Dietz, L. J., Mufson, L., & Weinberg, R. B. : Family-based Interpersonal Psychotherapy for Depressed Preadolescents. Oxford University Press.2018.

(4) Dietz, L. J., Weinberg, R. J., Brent, D. A., & Mufson, L.:Family-based interpersonal psychotherapy for depressed preadolescents: examining efficacy and potential treatment mechanisms. Journal of the American Academy of Child and Adolescent Psychiatry, 54（3）, 191-199,2015.

(5) Gunlicks-Stoessel, M., Mufson, L., Jekal, A., & Turner, J. B.: The impact of perceived interpersonal functioning on treatment for adolescent depression: IPT-A versus treatment as usual in school-based health clinics. Journal of Consulting and Clinical Psychology, 78（2）, 260-267,2010.

(6) Laugeson E.A., Frankel, F. : Social Skills for Teenagers with Developmental and Autism Spectrum Disorders: The PEERS Treatment Manual. 2010.（山田智子訳『友だち作りの SST―自閉スペクトラム症と社会性に課題のある思春期のための PEERS トレーナーマニュアル』金剛出版、東京、2018 年）

(7) Laugeson, E. A., Frankel, F., Gantman, A., Dillon, A. R., & Mogil, C. : Evidence-based social skills training for adolescents with autism spectrum disorders: the UCLA PEERS program. Journal of Autism and Developmental Disorders, 42（6）, 1025-1036,2012.

(8) Laugeson, E. A., Frankel, F., Mogil, C., & Dillon,A.R.:Parent-assisted social skills training to improve friendships in teens with autism spectrum disorders. Journal of Autism and Developmental Disorders, 39（4）, 596-606,2009.

(9) Mandelberg, J., Laugeson, E. A., Cunningham, T. D., Ellingsen, R., Bates, S., & Frankel, F.: Long-Term Treatment Outcomes for Parent-Assisted Social Skills Training for Adolescents With Autism Spectrum Disorders: The UCLA PEERS Program. Journal of Mental Health Research in Intellectual Disabilities, 7（1）, 45-73,2014.

(10) Mandelberg, J., Frankel, F., Cunningham, T., Gorospe, C., & Laugeson, E. A.: Long-term outcomes of parent-assisted social skills intervention for high-functioning children with autism spectrum disorders. Autism: The International Journal of Research and Practice, 18（3）, 255-263, 2014.

（11） Miller, L., Hlastala, S. A., Mufson, L., Leibenluft, E., Yenokyan, G., & Riddle, M.: Interpersonal psychotherapy for mood and behavior dysregulation: Pilot randomized trial. Depression and Anxiety, 35（6）, 574-582, 2018.

（12） Mufson, L. H., Dorta, K. P., Moreau, D., & Weissman, M. M.（2004a）. Interpersonal Psychotherapy for Depressed Adolescents: Second Edition. Guilford Press.（永田利彦監訳、鈴木太訳『思春期うつ病の対人関係療法』創元社、2016 年）

（13） Mufson, L., Dorta, K. P., Wickramaratne, P., Nomura, Y., Olfson, M., & Weissman, M. M.：A Randomized Effectiveness Trial of Interpersonal Psychotherapy for Depressed Adolescents. Archives of General Psychiatry, 61（6）, 577-584,2004b.

（14） Orsmond, G. I., Krauss, M. W., & Seltzer, M. M.（2004）. Peer relationships and social and recreational activities among adolescents and adults with autism. Journal of Autism and Developmental Disorders, 34（3）, 245?256.

（15） Orsmond, G. I., Shattuck, P. T., Cooper, B. P., Sterzing, P. R., & Anderson, K. A.：Social participation among young adults with an autism spectrum disorder. Journal of Autism and Developmental Disorders, 43（11）, 2710-2719,2013.

（16） Petrina, N., Carter, M., Stephenson, J., & Sweller, N.（2017）. Friendship Satisfaction in Children with Autism Spectrum Disorder and Nominated Friends. Journal of Autism and Developmental Disorders, 47（2）, 384-392, 2017.

（17） Rengasamy, M., Mansoor, B. M., Hilton, R., Porta, G., He, J., Emslie, G. J., Mayes, T., Clarke, G. N., Wagner, K. D., Keller, M. B., Ryan, N. D., Birmaher, B., Shamseddeen, W., Asarnow, J. R., & Brent, D. A.: The bi-directional relationship between parent-child conflict and treatment outcome in treatment-resistant adolescent depression. Journal of the American Academy of Child and Adolescent Psychiatry, 52（4）, 370-377,2013.

（18） Robin Weersing, V., Schwartz, K. T. G., & Bolano, C.：Moderators and Mediators of Treatments for Youth With Depression. In Marija Maric, Pier J.M. Prins, and Thomas H. Ollendick（Ed.）, Moderators and Mediators of Youth Treatment Outcomes. Oxford University Press.2015.

（19） Schohl, K. A., Van Hecke, A. V., Carson, A. M., Dolan, B., Karst, J., & Stevens, S.：A replication and extension of the PEERS intervention: examining effects on social skills and social anxiety in adolescents with autism spectrum disorders. Journal of Autism and Developmental Disorders, 44（3）, 532-545,2014.

（20） Tang, T.-C., Jou, S.-H., Ko, C.-H., Huang, S.-Y., & Yen, C.-F.: Randomized study of school-based intensive interpersonal psychotherapy for depressed adolescents with suicidal risk and parasuicide behaviors. Psychiatry and Clinical Neurosciences, 63（4）, 463-470,2009.

（21） Wolstencroft,J., Robinson,L., Srinivasan,R., Kerry,E., Mandy,W., & Skuse,D.: A Systematic Review of Group Social Skills Interventions, and Meta-analysis of Outcomes, for Children with High Functioning ASD. Journal of Autism and Developmental

Disorders 48,2293-2307,2018.

（22）Yamada, T., Miura, Y., Oi, M., Akatsuka, N., Tanaka, K., Tsukidate, N., Yamamoto, T., Okuno, H., Nakanishi, M., Taniike, M., Mohri, I., & Laugeson, E. A. : Examining the Treatment Efficacy of PEERS in Japan: Improving Social Skills Among Adolescents with Autism Spectrum Disorder. Journal of Autism and Developmental Disorders, 50 （3）, 976-997,2020.

（23）Yoo, H.-J., Bahn, G., Cho, I.-H., Kim, E.-K., Kim, J.-H., Min, J.-W., Lee, W.-H., Seo, J.-S., Jun, S.-S., Bong, G., Cho, S., Shin, M.-S., Kim, B.-N., Kim, J.-W., Park, S., & Laugeson, E. A.: A randomized controlled trial of the Korean version of the PEERS （R） parent-assisted social skills training program for teens with ASD. Autism Research: Official Journal of the International Society for Autism Research, 7 （1）, 145-161,2014.

（24）Young J.F., Mufson, L.: Interpersonal psychotherapy for depressed adolescents. In: Brown BB, Prinstein MJ （ed.） Encyclopedia of Adolescence, volume 3: psychopathology and non-normative processes, pp.171-179, Academic Press, New York, 2011. （鈴木太訳「抑うつ的な青年のための対人関係療法」（子安増生、二宮克美監訳『青年期発達百科事典第3巻（精神病理と非定型プロセス）』366-375頁、丸善出版、東京、2014年）

（25）Zhou, X., Hetrick, S. E., Cuijpers, P., Qin, B., Barth, J., Whittington, C. J., Cohen, D., Del Giovane, C., Liu, Y., Michael, K. D., Zhang, Y., Weisz, J. R., & Xie, P.: Comparative efficacy and acceptability of psychotherapies for depression in children and adolescents: A systematic review and network meta-analysis. World Psychiatry: Official Journal of the World Psychiatric Association , 14 （2）, 207-222,2015.

神経発達症診療における家族支援

太田豊作

奈良県立医科大学医学部看護学科人間発達学

はじめに

　児童青年精神科における診療を行う中で、神経発達症のある子どもの診療を行う頻度は高い。精神医学領域で汎用されるアメリカ精神医学会の診断・統計マニュアル DSM-5 [1] においては、神経発達症群として、知的能力障害群、コミュニケーション症群、自閉スペクトラム症（autism spectrum disorder：ASD）、注意欠如・多動症（attention-deficit/hyperactivity disorder：ADHD）、限局性学習症、運動症群、他の神経発達症群が列記されている。これら神経発達症の中でも日常診療で出会う頻度が多いのは、ASD および ADHD のある子どもである。また同時に、心身ともに成長の途上にあり、社会経済的に自立していない子どもの診療において家族の協力は不可欠であり、神経発達症のある子どもの家族にも出会うこととなる。

　家族（親）への介入は、日本における ADHD の診断・治療ガイドライン [2] においては、まず実施されるべき治療・支援である心理社会的治療・支援の一つであることからその重要性は明確であり、これは ASD 診療（図1）においても同様である [3]。言うまでもなく治療者から患児への直接的な介入も必要であるが、患児と過ごす時間の絶対的な相違があり、家族の関わりが神経発達症のある子どもに最も心理的影響を及ぼし、治療教育的であると考えられ、家族の関わりをより良いものにするための家族支援という介入が心理

社会的治療・支援において重要といえる。本稿では、神経発達症診療における家族支援について、著者らのグループが以前から取り組んでいるペアレント・トレーニングを紹介しながら論じることとする。

ペアレント・トレーニング

　神経発達症（特に幼児期・学童期に行動上の問題の多い ADHD や ASD）のある子どもがいる家庭では家族皆が疲れていて、家庭内不和が起きていることは珍しいことではない。母親は子どもを厳しく注意してもいうことをきかないため、母親は養育に自信をなくしている。父親は子どもの問題について母親が甘やかしていると決めつけ、祖父母もそれに加担するため、母親は孤立し抑うつ的になり、離婚に至ってしまうことも珍しくない。

　著者らはそのような危機的な家族に介入し、十分な家族心理教育を行い、さらには子どもの行動に対する対応を学ぶことが重要であると考え、2000年より岩坂[4]を中心に、彼が留学中に参加したカリフォルニア大学のペアレント・トレーニング・プログラムとマサチュウセッツ医療センターのプログラムを参考にして、「なら AD/HD 家族教室」を開始した。

　この「なら AD/HD 家族教室」の目的は、ADHD のある子どもたちの行動をよく観察し、理解し、行動療法に基づく効果的な対応方法を学び、話し合い、練習して、よりよい親子関係づくりと子どもの対人関係技能、主に友人との関係の向上を目指している。そして親自身が子どもにとって「最良の治療者」になることを目指すとともに、トレーニング一辺倒ではなく家族のサポート機能も重視している。

　方法としては、セッションは 1 回 1 時間半で原則隔週に行い、全 10 回 1 クールを同一メンバーで行う。各回テーマを決めて学習、話し合い、練習を行い、ホームワークとして自宅でも練習して習得度を増し、グループ全体でステップ・バイ・ステップで進んでいく。開始当初の対象は ADHD と診断された小学 2 〜 4 年の子どもの親 5 〜 6 名であった。ペアレント・トレーニング全体の流れを表 1 に示す。第 1 回は ADHD の医学的知識についての講義とプログラムの理論と進め方の説明を行う。講義のなかで、「ADHD は本

表1　ペアレント・トレーニングプログラム（文献4の表を改変）

1. AD/HD の家族心理教育とプログラム・オリエンテーション
2. 子どもの行動の観察と理解　＜行動─対応─結果＞
3. 子どもの行動への良い注目の仕方　＜行動を3つに分ける＞
4. 親子タイムと良いところ探し　＜親子タイムシート作り＞
5. 前半の振り返り　＜親子タイム＞
6. 従いやすい指示の出し方　＜指示─反応─次にどうしたか＞
7. 上手な褒め方と無視の仕方　＜どう褒めたか・無視したか＞
8. トークン・システム　＜トークン表作り＞
9. タイムアウトと後半のまとめ　＜トークン表とタイムアウト＞
10. 全体のまとめとビデオ・フィードバック
11. 終了パーティ（子どもも参加）

表2　行動の3つの類型分け（文献5の表を改変）

好ましい行動 ＜増やしたい行動＞	好ましくない，嫌いな行動 ＜減らしたい行動＞	破壊的，他人を傷つける可能性の ある行動 ＜すぐ止めたい行動＞
褒める 良い注目を与える 時にごほうび	無視 余計な注目をしない 冷静に，中立的に	リミットセッティング 警告→タイムアウト きっぱりと 身体的な罰はダメ

人のわがままでも親の養育の失敗でもなく、脳の未熟性によるものである」
「しかし二次的な問題は周囲の対応で変わる」ことを強調する。また第3回
の行動を3つに分ける練習がポイントとなる。行動の3つの類型分け[5]と
その対応について表2に示した。この中で好ましくない行動に対して無視し
て、余計な注目をせずにいることで子どもに今の自分の行動が良くないこと
を気づかせ、正しい行動に変われば直ちに褒めるようにするというところが
重要な点である。無視するというのは放っておくことではなく、好ましくな
い行動に対して過剰に反応せず見守るようにすることであるという点に注意
すべきである。子どものパーソナリティではなく、行動を褒め、無視し、と
きにタイムアウトを与えるという対応を一貫して行うことが重要である。こ

図1 自閉スペクトラム症（ASD）の治療・支援の標準とオプション
（文献3の図を改変）

れらの一貫した対応は子どもに自分の行動が良くないことを気づかせ、正し
い行動が何かを身につけさせる大切な方法である。

　また第4、5回での親子タイムも重要である。親子タイムは子どもにとっ
て特別な時間で、その時間中は、①親は子どもの行動に口出しせずに一緒に
遊ぶ、②子どもは自分のやりたいことを選んで好きなように遊ぶ（ただしテ
レビやテレビゲームなどはだめで、対人的なやりとりが必要な遊びをする）、
③親は子どもの行動をよく観察して、実況するように声をかけ、良いと思っ
たことをどんどん褒めていく。親子タイムを行うことで、親は子どもの良い
行動への注目の仕方が上達し、すぐ具体的に褒める習慣が身につくようになる。

　ADHDにおけるペアレント・トレーニングの有効性は、ガイドライン[2]
にも示されており、また図1に示されているようにASDにおいてもペアレ
ント・トレーニングは重要な心理社会的治療・支援の一つである[3]。

日常診療における家族支援

　神経発達症のある子どもの家族に対しては、神経発達症の理解を深めてもらい、家族がより良く関わり、治療教育的な役割を果たせるように治療者が家族を支援する。治療者が家族へ行う支援は、家族の対応力を高めていく支援と家族自身の心の支援とに大別される。

　家族は、子どもの問題に直面してどうしてよいかわからずに混乱している。それは、乳幼児健診で発達の問題を指摘された場合でもそうであるし、その後に何らかの神経発達症の診断を受けた後もそうである。また、幼稚園や小学校で子どもの問題について多くのことを指摘された後に医療機関を訪れる場合も同様に混乱しており、時には子どもの対応に苦慮し、途方に暮れていることさえある。この混乱状態では、神経発達症のある子どもと多くの時間を共有する家族が良い関わりを行えない。まず治療者は、家族に対して「戸惑いながら、よくここまで丁寧に育ててきましたね。ご苦労様でした」という気持ちで労いたい。そして、家族が抱えている辛さや不安に耳を傾けて、苦しさを共有しながら寄り添っていく支援が必要である。多くの場合、神経発達症のある子どもと一番長い時間を過ごし、養育の中心を担っているのは母親である。母親が孤軍奮闘しているときは、父親に母親を支えて欲しいと伝えることもある。父親は母親に養育を任せきっているわけではなく、父親も何をすればよいかわからずに戸惑っているからであり、父親にとって"母親を支える"という役割が明確になることは重要である。家族自身の心の支援を治療者が行えてこそ、家族がより良く関わり続けられる。

　家族の対応力を高めるためには、治療者主導で情報を伝えることも重要ではあるが限界があり、より重要であるのは家族が主体的になり対応を工夫できるようにすることである。治療者は、家族とともに対応を考え、家族の日々の工夫を認め、励ますことを繰り返して、家族が主体的に神経発達症のある子どもに関われるように支援していく。家族の対応力を高めるという点で、前述したペアレント・トレーニングは重要な支援法である。

　日常診療において、岩坂[4]のペアレント・トレーニングの重要なポイン

トである「子どもの良いところを探し、良い注目をし、褒める」ということを念頭に置き、著者は家族とともに子どもとの関わりを考えている。治療者のもとを訪れて間もないとき、家族は混乱状態であることなどから、子どもの良いところを尋ねても「できないことばかりで、良いところはない」や「良いところは何かあるとは思う。でも具体的に何とはいえない。分からない」などと家族は答えることが多い。そこで、挨拶をする、ニコッと笑う、些細なもの（例えば、新聞やテレビのリモコン）を取ってくれたりはしないかなどを例にあげ、当然と思え、日常的ではあるが微笑ましく感じることはないかを尋ねる。「それならある」と家族からは返ってくる。このようなことは、幼稚園や小学校、家庭で気になる行動が多かったり、友達とのトラブル、すぐにかんしゃくを起こすなど心配なことが多いと家族は見失っていたり、微笑ましく感じてはいるものの見過ごしていたりする。しかし、これら些細なことではあるが"今できていること"に注目することで、子どもを褒めることが増える。例えば、子どもが挨拶したならば「元気な声ね。その声でお母さんも元気になるわ」、ニコッと笑えば「素敵な笑顔だ。その笑顔でお父さんは勇気が湧くよ」といった具合である。このようなことから始め、診察を繰り返す中で、その子どもが達成しやすい指示の出し方などを家族とともに考えていく。そして、治療者も家族のできていること、頑張って取り組んでいることを褒める。このようなことを繰り返し、家族が主体的に対応を考えられ、より良く関われるように治療者が家族支援を行う。

　日常診療における家族支援において、治療者が「子どもの良いところを探し、良い注目をし、褒める」というスキルを定着させたいという気持ちを強くもち過ぎることはあまり好ましくない。早く定着させたいという強い気持ちは、治療者の中に焦りを生じさせ、時に叱責とまではならないまでも家族への否定的な感情を生む。"「●●に注目して、〇〇と褒めよう」と何度も話し合っているのに、いつまでもあの母親は叱ってばかりじゃないか"という感情である。ここには、何度言ってもいうことをきかない子どもと母親の関係に似たものが、家族と治療者の間に生じているといえる。治療者には、焦らず、家族を労い、共感し、家族が今できていることを認め、励ますということを繰り返し、寄り添っていく姿勢が必要といえるだろう。

まとめ

　神経発達症診療において、本人が神経発達症特性を受け入れた上で自ら生活や対人関係上の工夫を行えるようになること、周囲の理解者や協力者をより多く作ることが治療目標であり、治療者はそれに協力をする。この目標への到達は青年期以降となるだろう。本人が子どもであるときには、その目標は家族にとっての目標である。神経発達症のある子どもの家族が、神経発達症の理解を深め、主体的に対応を工夫し、より良く関わることで、治療教育的な役割を果たせるように治療者が家族支援を行う。また、家族が孤立せぬように理解者、協力者の一人として治療者がいる。このことに留意し、焦らず、家族を労い、共感し、家族が今できていることを認め、励ますということを繰り返し、家族に寄り添う。

　著者は、叱ってばかりいる家族に「子どもを叱らないように」とは言えない。家族が叱ることにも、その家族なりの何らかの意味があると思うからである。「今、ご家族がされている対応は間違っていないように思います。でも、叱るばかりではつらいので、現状に褒めることを一つ付け加えましょう」と言うようにしている。親が元気になれば子どもも元気になるという考えのもと診療を行うことがコツの一つであろう。

〔文献〕

1）American Psychiatric Association: Diagnostic and Statistical Manual of Mental Disorders, fifth edition. American Psychiatric Association, Arlington, 2013.
2）齊藤万比古、飯田順三編『注意欠如・多動症 -ADHD- の診断・治療ガイドライン 第 5 版』じほう、東京、2022 年
3）太田豊作、飯田順三、岩坂英巳「日本における広汎性発達障害の診断・治療の標準化」『臨床精神医学』43 巻、927-942 頁、2014 年
4）岩坂英巳「なら AD/HD 家族教室の実際」（岩坂英巳、中田洋二郎、井潤知美編）『AD/HD 児へのペアレント・トレーニングのガイドブック』17-65 頁、じほう、東京、2004 年
5）岩坂英巳，宮﨑義博『「うまくいかない」ことが「うまくいく」に変わる！発達障害のある子どもがいきいきと輝く「かかわり方」と「工夫」』幻冬舎、東京、2021 年

注意欠如・多動性障害（ADHD：Attention-deficit/hyperactivity disorder）の診療のコツ

小野和哉

聖マリアンナ医科大学神経精神科学教室

ADHD の新しい動向

　ADHD の最近の研究動向は、ADHD の基盤障害を求める方向や、思春期以降の病態、小児期からの連続性に関する研究、情動制御に関する研究、睡眠障害に関する研究、加齢と認知症との関連に関する研究、腸内細菌叢との関連の研究、など多岐に及んでいる。初期にはカテゴリーとしての ADHD に関する疑義は多く議論されていたが、そうした議論は明確な結論が得られていないにも関わらず、最近 15 年の間に種々の治療薬が上梓され、安定した市場を形成するにつれて不思議と影を潜めてきた。自閉スペクトラム症との関係は併存が DSM5 から肯定されるに至って、一時検討されてきたが、ニューロダイバーシティの動向のなかで、またその関係への探索はやや勢いを失ってきている印象がある。ADHD とは何かが、明らかにならないまま、ADHD を主軸とした研究は進められていると言えるだろう。このように精神障害におけるカテゴリーには、曖昧さが常に内包されるが、ADHD においても症状から分類された、古茶の言葉を借りれば理念型[1] であり、その病因は必ずしも明らかになっていないことは、今後とも臨床および研究を進める上で留意が必要である。

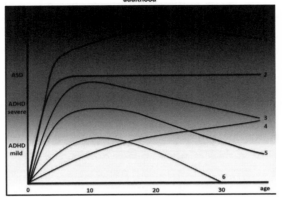

図1　自閉スペクトラム症の併存による予後の相違

ADHD の病態理解

　ADHD 診療においてなんらかのコツがあるとすれば、それは自分の中に
ADHD という病態のイメージを明確に持つことではないだろうか。ADHD
はその概念形成の過程において多動・衝動・不注意の３つが主症状として
抽出されてきた。しかし、実際の病態には広範なバリエーションがあり、特
に併存率の高い自閉スペクトラム症（ASD）の併存の度合いにより、病態
および経過が影響される（図1）。また、症状を評価するにあたり ADHD と
ASD の両面から評価可能な場合が多く（表1）、このことが実臨床の診断で
はクリアな病態把握に課題となりやすい。また、ADHD の病態を小児に同
定しても、経過中に多動衝動症状が消退し、ASD の症状が前景となるよう
な事例もしばしばみとめられる。従って操作的診断基準に適合する病態が、
臨床上、横断的には存在するとしても、変化しやすいことにも留意が必要で
ある。このような、複雑で変化しやすい障害ではあるが、症例経験を積み重
ねていくと ADHD という障害が、その症例の機能障害として最も重要な位

表 1　症状の見立ての両義性

現実の病態	ADHD としての見立て	ASD としての見立て
勉強・仕事に時間が掛かる	遂行機能障害からくる段取りの悪さ	こだわりから正確性に拘り，確認時間が過剰
教室・職場で興奮しやすい	情動制御に課題	集団の中に適応するのに過剰な緊張が生じやすい
指示が入りにくい	注意障害からくる指示の聞きもらし	指示の意味が了解できない
他人とトラブルになりやすい	衝動的（短気）に判断，周囲の承認を待たない	マイペースな判断，周囲了解を求めない

置を占めていることに気づかされることは少なくない。また、そういう患者には、自ずと似た側面がある。動作や表情、感情の動きに独特の滑らかではないが素早さがあるように、経験的には感じられる。

ADHD の経過と見立て

　ADHD の経過論は、従来、斎藤が指摘してきたように[2]、多動衝動の課題から不注意課題に、反抗挑戦傾向が強いものでは、反社会性パーソナリティ障害への関連が言われてきた。ADHD が理念型であることは、前述したが、それゆえに曖昧で広範な病態がＡＤＨＤに包括されている。その中には、小児期典型例のように、思春期以降に改善してくるものの他に、思春期以降に、2 次的障害や併存障害を併発し、機能水準に大きな課題を有するものや、パーソナリティ障害の基盤となり、反社会性パーソナリティ障害や境界性パーソナリティ障害を形成してくるものが存在する。このように、ADHD が思春期以降の精神障害と関連が認められるものも存在する。さらに事例により、ADHD 特性は診断閾値下にみえるが、実際には症例の機能水準に影響を与えており、ADHD としての治療が重要となる事例も存在する。従って、日常臨床の多動衝動・不注意課題持つ事例において ADHD の側面として評価可能かを常に念頭に置く必要がある。

適正診断

　ADHD の治療の場合、中枢神経刺激薬を用いることがあるため、より厳密な診断が求められてきた。小児期おいては、比較的臨床情報を得やすく、行動障害として観察しやすいが、思春期以降では病態が変化し、内在化障害が増加し、どこまでが ADHD によるものかが見えにくくなる。また、長い間、自分の症状を持ちながら生きてきた場合、症状に対する違和感や、課題性に気付かないことも少なくない。さらに、ASD の併存によりメタ認知が十分形成されず、周囲の気づきが多いのに関わらず、症状に対する認識がないばかりか、葛藤形成も見られない場合も多い。適正診断には、現状において 12 歳以下において、症状の出現があり、その連続した病態として現在の症状が評価でき、かつ臨床場面の行動観察および第三者情報により客観的に症状の存在が確認されることが重要である。

ＡＤＨＤの治療

(1) 環境調整

　ADHD の症状の出現は環境的な要因の大きいことにしばしば気づかされる。6 歳以前の幼稚の教育施設では、環境があまり構造化されていなく、課題も子どもがそれほど抵抗を示すものでなく、楽しく過ごせることに主眼が置かれやすい。小学校では、仲間集団や、構造化されて教育システムの中で適応を求められることから、ADHD 症状が顕在化しやすくなる。そこで、教育環境を調整することは大きな治療的意味がある。騒がしいクラスから静かなクラスへ、大人数から少人数クラスへ、叱責から具体的指導と適正評価へ、などの環境調整を、家族や教員と協調して進めることは有用である。思春期以降でも、患者の置かれている状況についての理解と、その対応をまずはファーストラインの治療と考えるべきである。

（2）家族教育とペアレントトレーニング

　家族は子どもにとって一つの重要な環境のひとつである。ADHD の患者家族は、患児の対応で疲弊している場合が少なくない。そこで、家族今までの労をねぎらいつつ、具体的対応の方法を教えていくことは重要である。患者と家族の情緒的交流の正常化のため家族教育は、可能であればまず開始されるべき治療の１つである。ペアレントトレーニングは、育て方の工夫であり、度重なるトラブルに疲弊している家族機能を改善させ、患者との関係を改善し、患者の自己肯定感を築くことに寄与する治療方法である。

（3）心理社会的教育

　自己の特性として不注意、多動、衝動などの ADHD 症状が日常の中でどのように現れているかを理解し、その制御の方法について理解を深めさせるもので、思春期以降では特に重要となる。心理教育は、ＡＤＨＤでは自己肯定感を損なうリスクがあり、患者の自己認識の程度を確認しながら慎重に行うことが重要である。Ｐ－ＦスタディやＳＣＴは治療前に施行しておくと、自己肯定感に関する情報が得やすいので有用である。自己認識が深まり、自己制御能力を高めることで、安定した自己肯定感（自己像）築いていけるように導く。

（4）認知行動療法と弁証法的行動療法

　認知行動療法（ＣＢＴ）は ADHD の薬物療法以前に施行すべき治療方法として推奨され、また薬物療法と併用することで最大の効果をもたらすことが報告されてきた。ADHD における CBT は、その焦点は主に実行機能であり、時間管理（段取り）や、整理に関する課題を抽出し、制御を高めさせる。これによる機能水準の改善により、自己肯定感も高まり、不安抑うつなどの２次的課題も改善しやすくなる[3]。外来での治療教育において思春期以降では有用な報告が多い。

　弁証法的行動療法はマインドフルネス精神療法の一つで、衝動や情動の制御に課題のある境界性パーソナリティ障害に用いられてきた[4]。しかし、近年は同様の課題のある思春期青年期のＡＤＨＤに適応が拡大されてきた。自

表２　ＡＤＨＤ治療薬とその特性

	ビバンセ	コンサータ	ストラテラ	インチュニブ
薬の種類	中枢刺激薬	中枢刺激薬	非中枢刺激薬	非中枢刺激薬
剤型	カプセル	徐放錠	カプセル，液剤 ＊ジェネリック薬品では錠剤もある	徐放錠
主な作用	ドーパミン・ノルアドレナリンの再取り込み阻害，遊離促進	ドーパミン・ノルアドレナリンの再取り込み阻害	ノルアドレナリンの再取り込み阻害	アドレナリンα A受容体の刺激作用
効果の発現	比較的早期に効果が発現	比較的早期に効果が発現	緩徐な効果発現	比較的早期に効果が発現
効果の持続時間	およそ 12 時間効果の切れ目がある	およそ 12 時間効果の切れ目がある	終日にわたる効果	終日にわたる効果
服薬回数	1 日 1 回（朝）	1 日 1 回（朝）	1 日 2 回	1 日 1 回
副作用	食欲不振・不眠・頭痛等	食欲不振・不眠・体重減等	頭痛・食欲不振・眠気等	傾眠・血圧低下・頭痛等
適応年齢	6 〜 18 歳	6 歳以上	6 歳以上	6 歳以上
流通規制	あり	あり	なし	なし

Upload By 発達障害のキホン https://h-navi.jp/column/article/35027521/3

己の感情の動きを理解し、その制御を考える方法は、外来治療においても患者に気づきを与えやすく有用である。また、感情体験の起源を求めず、今必要なスキルはなにかを求めながら、現実の苦悩をしのぐこと自体が生きるということであるという、禅の「人生一切苦」という思想基盤に基づく点が患者の共感を得ることは少なくない。

（5）薬物療法

　ADHD の治療において薬物療法は中枢神経刺激薬と非中枢神経刺激薬の使い分けが基本となるが、併存する障害のある病態により様々なバリエーションがある。現在わが国で使用可能なのは表 2 に提示した 4 剤があるが、ビバンセのみが、成人期の適応はなく、メチルフェニデートの効果が不十分な場合にのみ選択できることに留意が必要である。ADHD の認知機能障害は未だ特定されているわけではなく、神経発達症が通例多くのバリエーションがあることから、症例の特性による使い分けには標準的指針はまだない。

一般的には、多動衝動性が高い症例で、本人のけがや、周囲への暴力が目立つ事例で早急な対処が求められる場合、中枢刺激薬が選択されやすいと思われる。一方、非中枢刺激薬の利点は 24 時間効果であり、効果発現が遅くても、患者の生活全体のクオリティを上げていく場合も少なくない。近年のＡＤＨＤの治療ではよりテーラーメイドなものが求められており、患者の機能水準を上げるにはどのような処方設計が必要かは、患者自身の生活実態と合わせ、患者と共に組み立てていく Shared Decision Making（SDM）が重要である。

まとめに代えて

　ADHD は神経発達症の一つとして、広範な病態を示す概念である。このためどのような ADHD を治療の対象としているかにより、治療者の ADHD 観は異なると考えられる。筆者は、低年齢から高齢者までは幅広い都市部の症例を治療しており、10 年以上通院している症例もある。近年 ADHD 診断を受け、既に治療を開始されている症例を紹介されることが増えているが、神経発達症としての側面のみが強調され、精神医学的な全体像が分かり難くなっている印象がある。われわれ児童精神科医は人が育つことを援助する立場にあり、どのようにアプローチすればこの人はより良い人生を歩めるのだろうと、患者の全体像を掴みつつ、悩みながら日々の臨床を行うものだと思う。この点で、ＡＤＨＤ臨床は、治療により飛躍的に人生の展開のある症例も少なく、臨床家として患者と喜びを分かち合うことが多いように感じられる。

〔文献〕

(1) 古茶大樹「伝統的精神医学の思想―精神医学における疾患とは」『臨床精神病理』（0389-3723）40 巻 3 号、233-246 頁、2019 年 12 月

(2)「ADHD の診断・治療指針に関する研究会」（齊藤万比古、飯田順三編）『注意欠如・多動症―ADHD―の診断・治療ガイドライン第 5 版』じほう、東京、2022 年 11 月

(3) 小野和哉「【ADHD の最近の知見―発症メカニズムと治療法】ADHD の心理社会的治療」『医学のあゆみ』（0039-2359）280 巻 2 号、152-155 頁、2022 年 1 月

(4) 中島美鈴．「【成人期の注意欠如・多動性障害（ADHD）治療】成人期の注意欠如・多動症の認知行動療法」『臨床精神医学（0300-032X）50 巻 5 号、439-444 頁、2021 年 5 月

各国 ADHD ガイドラインの比較

杉本篤言

新潟大学大学院医歯学総合研究科地域精神医療学講座

はじめに

　注意欠如・多動症（ADHD）は小児の約 5 ％、成人の約 2.5 ％に生じる[1]とされ、その基本的特徴は社会生活に悪影響を及ぼすほどの不注意と多動性・衝動性である。最も多く出会う神経発達症の一つであり、同時に、刺激薬・非刺激薬を含め最も薬物療法が発達した神経発達症の一つでもある。治療の初期段階で心理社会的治療を優先するのか薬物療法を優先するのか、どの薬剤をファーストラインに位置づけるのか、など治療方針についてさまざまな議論がなされている。各国は臨床診療ガイドライン（CPGs）を定めており、本稿ではこれらの CPGs を比較することにより、ADHD の診断、治療について概観する。本稿では複数の国の CPGs を比較しているため、特に薬物療法に関しては、読者が自分自身の責任で自国での適応症や禁忌事項などを確認する必要がある。

　CPGs にどのような内容が含まれるべきかを考えるにあたり参考となる記述として、国際的なガイドライン評価ツールである AGREE Ⅱ[2]では、Woolf, Grol[3] の記述を引用し、CPG を「特定の臨床状況での適切な医療について、臨床家と患者の意思決定を支援するために系統的に作成された声明集である」と定義している。また日本医療機能評価機構の運営する EBM 普及推進事業（Medical Information Distribution Service: Minds）では、「健

表 1. ADHD ガイドラインの AGREE II を用いた評価.

ADHD CPGs / AGREE II Domains	AAP	CADDRA	NICE	NHMRC	SMOH	UMHS
Domain 1. Scope and Purpose	80%	74%	100%	72%	37%	91%
Domain 2. Stakeholder Involvement	67%	50%	96%	76%	59%	43%
Domain 3. Rigour of development	66%	35%	93%	53%	47%	60%
Domain 4. Clarity and presentation	76%	63%	89%	65%	83%	81%
Domain 5. Applicability	64%	35%	92%	29%	69%	69%
Domain 6. Editorial independence	75%	78%	92%	67%	28%	69%
Overall Assessment 1（Overall quality）	56%	67%	100%	56%	50%	72%
Overall Assessment 2 （Recommend the CPG for use）	Yes-1, Ywm-2, No-0	Yes-1, Ywm-2, No-0	Yes-1, Ywm-2, No-0	Yes-0, Ywm-3, No-0	Yes-0, Ywm-2, No-1	Yes-2, Ywm-1, No-0

(11) Amer, Al-Joudi より引用 , 一部改変 . Ywm: Yes with modifications.

康に関する重要な課題について、医療利用者と提供者の意思決定を支援する
ために、システマティックレビューによりエビデンス総体を評価し、益と害
のバランスを勘案して、最適と考えられる推奨を提示する文書」と定義され
る[4]。AGREE II では、診療ガイドラインがこのような機能を十分に果たす
ために、対象と目的、利害関係者の参加、作成の厳密さ、提示の明確さ、適
用可能性、編集の独立性、ガイドライン全体の評価、などの評価を行う必要
があると定めている。臨床医も、これら 7 つの評価点を意識しつつ、臨床場
面で CPGs を利用することを推奨したい。

　ADHD の臨床診療ガイドラインとして、かつてはテキサスアルゴリズム[5]、
AAP ガイドライン[6) 7]、CADDRA ガイドライン[8]などが代表的であっ
た。しかし、2010 年代よりガイドラインの質を検証することが一般的とな
り、AGREE などのスタンダードな評価ツールが開発され、それ以前に公
開されたガイドラインについては現在標準的となっている基準への準拠が
不十分であることが分かっている[9) 10]。Amer, Al-Joudi[11]は、ADHD 臨床
診療ガイドラインのシステマティックレビューを行い、対象ガイドライン
を AGREE II を用いて評価した（表 1）。本稿では、この中で高評価を得た
3 つのガイドライン、すなわち NICE ガイドライン[12]、UMHS ガイドライ
ン[13]、CADDRA ガイドライン[14]の 3 つを比較しながら ADHD の診断、治

療について概観する。ただし、これら 3 つのガイドラインとも、Amer らの AGREE Ⅱ を用いた評価以降に改訂が加えられている点に注意されたい。

診断について

　診断について、UMHS ガイドラインおよび CADDRA ガイドラインでは DSM-5 を用いるとされ、NICE ガイドラインでは DSM-5 または ICD-10 を用いるとされ、各 CPGs で用いる診断基準に違いがあった。各評価ツールは追加情報の取得や評価においては有用だが診断はできないとする点は各 CPGs で共通していた。

　NICE ガイドラインでは、プライマリケア医は ADHD の初期診断や投薬の開始を行わないよう推奨しており、診断は専門の精神科医、小児科医、または ADHD の診断に関するトレーニングと専門知識を備えたその他の適切な資格を持つ医療専門家のみが行う必要があると記載している。診断は、DSM-5 または ICD-10 に基づき、複数の場面でのインタビューまたは直接観察において少なくとも中程度の障害を引き起こしていることを確認するよう求めている。Conners' や SDQ などの評価尺度または観察データは貴重な補助になるが、診断はそれらのみに基づいて行われるべきではないとされている。

　UMHS ガイドラインでは DSM-5 に基づいて診断を行うとされる。Vanderbilt や Conners' 評価ツールは有用だがこれにより診断はできない、親と教師（または他のソース）からの入力が必要、とされている。診断には通常の 15 分間の外来診療で得られる情報では不十分で、通常、複数回の訪問が必要とされている。ADHD を持つ子どものほとんどはプライマリケア医からケアを受けるとされている。

　CADDRA ガイドラインは、ADHD の患者はプライマリケアの設定で管理できると述べている。併存症のために診断が不確実である場合、推奨される治療アルゴリズムに反応しない場合、患者 / 家族が診断および / または治療を受け入れることを躊躇している場合、などで専門医のコンサルテーションが求められるかもしれない、と記載されている。評価尺度と質問票は、患

者と副次的情報源から情報を取得するための効率的な方法として使用できるが、他の状態のために ADHD 陽性と評価される可能性があるため（たとえば、うつ病や不安の重複症状、または睡眠時無呼吸や貧血のような病状）、診断には不十分であると述べられている。ただし、これらは効果的なスクリーニングツールであり、経時的な変化を記録し、治療効果を追跡するために使用できるとされている。心理社会的ストレッサーによって引き起こされた症状を分離することは、特に患者が重大な喪失または外傷に苦しんでいる場合、非常に困難である可能性があることに注意する。完全なレビューを行うために、CADDRA は、子供の頃に感情的な懸念があったライフイベント（虐待、いじめ、離婚、喪失、死亡、愛着の問題など）の存在を調査することを推奨する。

治療について

本稿で取り上げる CPGs はいずれも高く評価されたものであるが、推奨する治療についての意見には一致する部分と異なる部分がある。就学前の子どもには非薬物療法を第一選択とすべき、という点は 3 つの CPGs に共通する認識である。就学年齢の子どもや青年および成人に対する治療としては、UMHS ガイドラインおよび CADDRA ガイドラインでは最初から薬物療法と非薬物療法の組み合わせを推奨しているが、NICE ガイドラインでは非薬物療法を行った後に症状が残存すれば薬物療法を検討するよう推奨している。薬物療法については刺激薬を第一選択とすることは共通しているが、短時間作用型の刺激薬と中／長時間作用型の刺激薬を区別するかどうか、第二選択以降の治療にどの薬剤を含めるか、などは CPGs によって異なる。アトモキセチンとグアンファシンを第二選択に含める点は 3 つの CPGs とも共通している。各 CPGs が薬剤を推奨する順序については表 2 に示す。

投薬前に、身長、体重、血圧、脈拍、心血管疾患の病歴および家族歴、併存する精神疾患や発達障害などを確認する必要があるとする姿勢は各 CPGs とも共通している。心疾患の既往のある患者では投薬前の ECG を行い、それがない患者では ECG を不要とする点では 3 つの CPGs とも共通している

表 2. 各ガイドラインでの薬剤の推奨レベル.

Drug	NICE	UHMS	CADDRA
Methylphenidate	1st	1st	2nd
Methylphenidate XR	1st	1st	1st
Dexmethylphenidate		1st	
Mixed Amphetamine Salts		1st	1st
Amphetamine Sulfate		1st	2nd
Dextroamphetamine	3rd（2nd for adult）	1st	2nd
Lisdexamfetamine	2nd（1st for adult）	1st	1st
Modafinil			3rd
Atomoxetine	2nd	2nd	2nd
Bupropion		2nd	3rd
Trazodone		Augment	
Imipramine			3rd
Clonidine	TAS	2nd	3rd
Guanfacine	2nd（TAS for Adult）	2nd	2nd
Risperidone	TAS	Augment	3rd
Aripiprazole	TAS	Augment	3rd
Carbamazepine		Augment	

各ガイドラインは、自国において適応外処方であっても二次、三次、またはその他のレベルで推奨している場合があることに注意すること。各薬剤が自国で ADHD 患者に適応があるかどうかを確認すること。XR：徐放；TAS：三次 ADHD サービスによる検討.

が、その表現の強さは各 CPGs で異なる。NICE ガイドラインでは、投薬前の ECG を「not needed」、メンテナンスとモニタリングにおけるルーティーンの ECG については「do not offer」と記載している。UHMS ガイドラインでは「not mandatory」だが「should be left to the discretion of the treating physician」と記載しており、クロニジンおよびグアンファシン投与に際しては「Baseline EKG advisable」と記載している。CADDRA ガイドラインで は、Routine ECG monitoring, either before drug administration or after starting therapy, is not recommended in young patients with no history of heart disease と記載しており、Population-based ECG screening is a controversial topic, with costs, benefits and feasibility that are highly dependent on the health care jurisdiction in which they are applied とも述べている。

治療の終結について

　多くの証拠は、統合失調症、双極性障害、うつ病、不安障害、およびてんかんにおける投薬の中止による再発のリスクを示している。　言い換えれば、これらの障害に対する薬物治療の積極的な終了を推奨する証拠はない[15]。しかし、ADHD をはじめとする神経発達症群は典型的には発達期早期に明らかとなり、薬物療法を行うとなれば前述の精神疾患群よりもさらに長期投与となる場合がある。とすると当然、治療の出口戦略についての議論が必要となるが、3 つの CPGs はそれぞれ、これまでの議論に基づいて、治療の出口戦略について見解を示している。3 つの CPGs とも、薬物療法継続のメリットとデメリットについて定期的に評価することを推奨している。薬物療法継続の要否を評価するうえで、計画的な休薬期間を設けることについて各 CPGs に書かれているが、そのタイミングや方法についてはそれぞれの見解がある。

　NICE ガイドラインでは、少なくとも年に 1 回 ADHD の投薬を確認し、ADHD のある人（および必要に応じてその家族と介護者）と投薬を継続するかどうかについて話し合う必要があるとしている。レビューで評価すべきポイントとして、ADHD の子供、若者、または成人（および必要に応じてその家族または介護者）の好み、現在の治療が 1 日を通してどれだけうまく機能しているかを含む利点、有害な影響、臨床的ニーズと投薬が最適化されているかどうか、教育と雇用への影響、服用し忘れた場合の影響、計画された減量および無治療期間、既存または新規の精神的健康、身体的健康または神経発達状態に対する薬物療法の効果、投薬が最適化されているが ADHD の症状が引き続き重大な障害を引き起こしている場合はサポートの必要性とサポートの種類（たとえば、心理的、教育的、社会的）、などを挙げている。

　UMHS ガイドラインでは投薬中止に関する具体的なガイドラインはないとし、代わりに、ADHD のほとんどの人は高校全体で投薬を継続することで恩恵を受けている、り患した個人の約 1/3 は成人期までの薬物治療の恩恵を受けている、などの情報を記載している。中枢刺激薬の長期使用について

は、治療期間は個別化されているとし、最適な対応が一貫するまで、受診は毎月行う必要があるとしている。その後、治療の最初の年の間、受診は３か月ごとに行われるべきで、その後、受診は、長期的に安定するまで少なくとも年に２回行われ、その後、適切と判断された場合は定期的に行われる必要がある、としている。多くの場合、患者は医師に相談せずに投薬を中止するので、これを防ぐために、投薬を休止する試験期間について話し合う必要があると推奨している。学年の初め、または学校や仕事の変更、離婚や再婚など、差し迫った他の変更がある場合は、休薬の試験を行うべきではないとしている。休薬しても行動に問題が生じない場合は、投薬の終了を計画することができる。症状が再発しない場合、患者は投薬をやめたままにすることができる、と推奨している。

　受診の頻度に関して、CADDRA ガイドラインでは、安定化期間中は定期的な訪問（たとえば、２〜４週間ごと）が必要になる場合があるが、安定した後は、頻度の低い訪問（たとえば、３〜６か月ごと）で十分な場合があると記載している。定期的にフォローアップし、有効性および治療の必要性の再評価を行うよう推奨している。副作用が休薬または減量を必要とする場合、それは休暇期間中、すなわち夏休みまたは長い週末に行うことができ、重要な役割の遂行への影響を最小限に抑えることができると推奨している。個人が倦怠感などの離脱症状や交感神経症状の副作用などの開始症状を軽減するために、薬剤の漸減または漸増が必要かどうかに注意を払う必要がある、としている。臨床的には、毎週末に精神刺激薬を中断すると、実際に副作用が増加する可能性があることが観察される、と記載している。刺激薬以外の薬（アトモキセチン、グアンファシン XR、ブプロピオンなど）は、臨床効果を得るために継続的に服用する必要がある、と記載している。特にアルファ２アゴニスト薬を中止する場合は、離脱症状の重大な危険性（例：グアンファシン XR およびクロニジンの高血圧クリーゼ）があるため漸減する必要があるとしている。アトモキセチンがこの離脱を引き起こす可能性は低い、と記載している。

おわりに

　ADHD の CPGs のうち、評価の高い3つの CPGs を比較しながら、ADHD 診療について概観した。臨床家が個々の患者の治療方針を検討する際には、CPGs の対象や目的を理解したうえで CPGs を参照し、治療のゴールの設定について吟味する必要がある。診断については十分な時間をかけ、複数のソースからの情報を得ることが必要である。治療について、薬物療法と非薬物療法を組み合わせた包括的な治療が推奨される。薬物療法はエビデンスが最も強固であるが、治療前スクリーニングを行う必要がある。CPGs 以外にも自国の保健適応などを確認する必要がある。副作用および治療継続の必要性について、定期的に評価する必要がある。本稿が読者である臨床家の役に立つこと、その患者たちの利益に少しでも供すること、を祈念する。

〔引用文献〕

(1) American Psychiatric Association（髙橋三郎、大野　裕監訳『DSM-5 精神疾患の診断・統計マニュアル』医学書院、2014 年

(2) Brouwers MC, Kho ME, Browman GP et al. AGREE II: advancing guideline development, reporting and evaluation in health care. CMAJ : Canadian Medical Association journal = journal de l'Association medicale canadienne.182: E839-42. 2010.

(3) Woolf SH, Grol R, Hutchinson A, Eccles M, Grimshaw J. Clinical guidelines: potential benefits, limitations, and harms of clinical guidelines. BMJ（Clinical research ed.）318:527-30,1999.

(4) Minds. Minds clinical practice guideline creation manual 2020 ver.3.0. Japan Council for Quality Health Care, Tokyo, 2020.

(5) Pliszka SR, Crismon ML, Hughes CW et al. The Texas Children's Medication Algorithm Project: revision of the algorithm for pharmacotherapy of attention-deficit/hyperactivity disorder. Journal of the American Academy of Child and Adolescent Psychiatry. 45:642-657,2006.

(6) AAP. Clinical Practice Guideline: Diagnosis and Evaluation of the Child With Attention-Deficit/Hyperactivity Disorder. Pediatrics. 105:1158-1170,2000.

(7) AAP. Clinical Practice Guideline: Treatment of the School-Aged Child With Attention-Deficit/Hyperactivity Disorder. Pediatrics.108: 1033-1044,2001.

(8) CADDRA. Canadian ADHD Practice Guidelines. CADDRA, Toronto, 2006.

(9) Kung J, Miller RR, Mackowiak PA. Failure of clinical practice guidelines to meet institute of medicine standards: Two more decades of little, if any, progress. Archives of internal medicine. 172: 1628-33,2012.

(10) Shaneyfelt TM, Mayo-Smith MF, Rothwangl J. Are guidelines following guidelines? The methodological quality of clinical practice guidelines in the peer-reviewed medical literature. Jama.281:1900-5,1999.

(11) Amer YS, Al-Joudi HF, Varnham JL et al. Appraisal of clinical practice guidelines for the management of attention deficit hyperactivity disorder (ADHD) using the AGREE II Instrument: A systematic review. PloS one 14: e0219239,2019.

(12) NICE. Attention deficit hyperactivity disorder: diagnosis and management. NICE, London, 2019.

(13) UMHS. Ambulatory Pediatric Attention-Deficit Hyperactivity Disorder Guideline. UMHS, Ann Arbor, 2020.

(14) CADDRA. Canadian ADHD Practice Guidelines. CADDRA, Toronto, 2020.

(15) 大坪天平「精神科薬物治療におけるゴール、そして終結は」『臨床精神薬理』19 巻、251-257 頁、2016 年

描画を取り入れること

本多奈美

東北大学大学院教育学研究科教育心理学講座臨床心理学分野

はじめに

　子どもの心のみならず、他人である誰かに関わり何がしかの理解を得て援助をしようとするとき、筆者はいまだにその難しさを感じることが多い。いつも試行錯誤で終わりなく、答えがない仕事があるとは。筆者の未熟さゆえだろうか、いや、どの仕事もそうであろう、と考えさせられる。そこに"コツ"というものはあるのだろうか。今回お題をいただいて白紙の前に佇みつつも、自分とその営みを客観視し、言語化する作業も必要だろう、と思い直す。

　ここでは、ささやかながら、偉大な先人たちの知恵を借りながら、筆者が試行錯誤してきた取り組みについて紹介し検討してみたい。筆者は特に描画という技法、そして、V.E.Frankl の Logotherapie の考え方に多くを学び、子どもの心や状況の理解、そして援助について知恵を授けられてきたと感じている。ここでは、その二つについて解説し検討してみたい。

描画の導入とその意味

　筆者が精神科医としての研修を開始した東北大学病院精神科外来には、当時からプレイルームが設置されていた。このため、筆者は外来を訪れた子どもたちに関わる中、自由な遊び、描画、箱庭療法に自然な形で触れること

なった。言語化が苦手であっても子どもたちは箱庭や描画にすんなりと取り組み、楽しみ、互いによい時間が流れることを筆者は好ましく思った。活動的な子どもは話よりも自由な体を使った遊びを好んだ。そのような経験の中で、絵を描くことや箱庭を置くこと、共に体を動かすことが、子どもたちを生き生きとさせることを筆者は実感し、そこで自然に語られることから学びながら、治療的なアプローチにつなげることができた。さらに、子どもたちは身をもって非言語的なコミュニケーションの重要性を教えてくれた。振る舞いや描画や箱庭の中に言葉にならない繊細な思いや状況が現れ、そして、表現すること自体が子供たちに力を与えることを筆者は知ったと思う。

その後、児童相談所の嘱託医として勤務する機会をいただいた。当時は発達の遅れや発達障害特性をもつ乳幼児の発達相談がメインであり、臨床心理士、地域の保健師らとチームで関わった。発達検査が定期的に行われながらも、DQ/IQ値としては現れない変化や成長がそこでは大切にされた。子どもの小さな変化を発見し、褒め、保護者と喜びながら共有するという温かいやりとりの中で親子を支援するあり方を学んだ。

宮城県立こども病院児童精神科では、診察室の机の上に画用紙や色鉛筆などを置いた。子どもたちは自然にそこに手を伸ばし、筆者が保護者の話を聞く傍らで、自発的に絵を描き、そこにその親子が持っているであろう主要なテーマが描かれることに筆者は驚くことになった。子どもたちにとって描画が自然な営みであること、表現の力、そして絵の力の凄みをさらに実感することとなった。

描画は当初は自由画が多かったが、バウム、HTP、家族画などを描いてもらうことも多くなった。さらには、風景構成法、枠付け法、枠なし法などの方法も取り入れるようになった。しかし、主眼はテストや評価ではなく、あくまでも子どもたちが自然に楽しく表現すること、診察の中でひとときの意味あるプレイフルな時間を持つこと、よりよいコミュニケーションを持つためであることには変わりない。ここでは、このような体験を経て、現在の筆者に与えられている臨床で、特に初めて出会う子どもへの描画導入の仕方を紹介しつつ、小さなヒントに触れたい。

（1）児童精神科クリニック外来での初診時

　通常の外来診療では、まず一通りの主訴、生育・発達歴、家族について、食事や睡眠、好きな遊びや友達関係、心理社会的状況などをうかがう。子どもの気持ち、保護者の考えや希望も汲み取りながら、筆者からは見立てと今後の方針についてお伝えし、その時点での治療や支援の方向性を共有する。ある程度のラポールが作られたのではないかという感触のもとで、最後に「お願いがあるんだけど」と子どもに描画を依頼する。クリニックは低年齢の子どもたちが多いせいか、どちらかといえば、保護者の話が中心になりがちであり、"連れてこられた"感を見せていたりすることも少なくない中、子どもたちは、そのお願いに、一瞬意外そうな表情を見せる。しかし、好きな遊びの話題でお絵かきに触れておくと導入はスムーズであり、目を輝かせてくれることも多い。同意が得られれば、医師用の大きな机側に子どもを誘い、ゆったりとした椅子を勧めて、A4サイズの画用紙に子どもの目の前で筆者がフェルトペンで枠を描き、「一本の木の絵を描いてください」と簡単に教示する。通常の"実のある木"という教示を避けているのは、中井久夫が実というある成果を、未だそのような経験の少ないひとに求めるのは酷であろうと指摘していることに共感するところが大きいためである。

　保護者には少し離れたところで見守っていただき、筆者は机に近い目線の低い椅子に座って、バウムが描かれるのを見守る。木の絵以外にも自然と好きなものを足したり、描きながらおしゃべりしたりする時間を共に楽しみ、描き終わったら、「色を塗ってもらえるかな」とクレヨン、色鉛筆、クーピーなどをすすめて、彩色することを見守る。

　描き終わったら、「ありがとう、お疲れ様！」とお礼を言い、筆者に自然に湧き上がる気持ちを伝え（「わあ、がんばったね」、「しっかり描けたね」、「素敵な木だね」など）、次に「何の木かな？」、「大きさはどれくらい？」、「季節はいつ頃だろう？」などの簡単な質問をすることが多い。この質問から描かれた木をめぐる具体的な思い出やエピソードにつながることもあれば、「わかんない」と言われることもある。子どもは描き切った充実感や喜びに満たされていることが多いため、無理強いはしない。「お母さんにも見てもらおうか？」と言うと「見てみて！」と喜んでみせ、保護者も「よくできたね」

と褒めてくださることが多い。保護者から「どういう意味があるんですか？」などと聞かれた場合には、「しっかりした筆圧ですね。ペンの使い方が上手です」、「大きく描けましたね。エネルギーがたくさんあるお子さんなんでしょうね」、「小さいけれど、バランスがとても良いですよね」、「とても丁寧に色を塗ることが出来ましたね」などポジティブなフィードバックを行う。これは、育児困難感や不全感を持っている保護者の方に、安心感や大丈夫感を伝えたい、子どもの成長する力や強みを伝えたい、という筆者の気持ちからなるものである。

　最後に、自分の名前が書ける年齢の子どもであれば、画用紙の裏に名前を書いてもらい、お礼を言って、診察終了とする。当初緊張して診察場面に現れた子どもであっても、描画の後にはすっかりリラックスした表情となり、「ありがとうございました！」とピョコンとお辞儀してくれることもある。その後、筆者は再度、一人で絵を眺め味わう時間をもつ。

(2) 児童相談所での診察の場合

　現在、嘱託医として関わっている児童相談所は、虐待に関連した問題、非行やその他の問題から相談対象となっている子どもたちの診察がメインである。最初に、臨床心理士・公認心理師、児童福祉士などの担当者が、子どもの生育歴や家族歴、心理社会的状況、心理検査や発達検査など膨大な資料とともに相談に来られ、打ち合わせを行う。一時保護所や児童養護施設で過ごしている子どもも少なくなく、所や施設での生活状況などの情報も得られる。ここまで長期に多くの担当者が関わってきて、精神科医の診察が依頼されるという状況に、筆者はいつも「私に一体何ができるというのだろう？」と途方にくれる思いを持つ。

　しかし、打ち合わせの後で、子どもが目の前に現れ、対話が始まると、筆者はまた別の思いを持つ。膨大な資料に描かれていた姿と、目の前の子どもの姿にはギャップがある。つまり、過去の記録と目の前の今を生きる子どもの姿に微妙な違いを感じることが多く、筆者に、子どもの変化・成長の力や可能性を信じさせる。この子の成長や希望に役立つような何かを知りたい、つかみたい、と思う。

そのような思いを持ち、子ども自身がここに来ている経緯や状況をどう捉えているのか、また、自分自身や家族について、どう感じ考えているのか、ということを子どもの状況に応じて質問を組み立てながら聞いていく。ある程度の見立てが筆者にできたところで、診察の最後に風景構成法を導入することが多い。ここでも「お医者さんの診察」と言われてきた子どもたちは、「お願いがあるんだけど。絵を描いてもらえないかと思って」という依頼に意外そうな表情をしたり、戸惑ったりするが、すんなりと受け入れてくれることが多い。A4 サイズの画用紙に筆者が枠を描き（守りの薄い子どもに対すると、枠の太さがなぜか太くなる）、「これから私が言うものを一つ一つ描いて、風景を描いてください」と教示する。川、山、田んぼ、道、家、木、人、花、動物、石、そして足りないものや足したいものを描いてもらい、完成したら、彩色してもらう。

　次々と指示されるアイテムを組み合わせて風景を構成するという作業は大人でも難しいものであり、子どもたちも苦労しながら、しかし、筆者と同席した担当者が言語的・非言語的に励ましたり、見守ったりする中で、熱心に取り組んでくれることが多い。氾濫しそうな川、圧迫してくるような巨大な山、途切れた道、斜めにひしゃげたドアのない家、小さな棒人間、などこちらが息を呑むようなものも少なくはないが、描かれたものを子どもとともに味わい、受け止めるような思いを持ちながら見守る。

　彩色のプロセスは、子どもが色を選び、さらさらと音を立てて丁寧に塗っていく中、絵に華やかさが加わり、筆者が少しほっとする時間でもある。終了後、診察や描画についてのお礼の気持ちを伝え、がんばって描いてくれたことを労う。季節、時間帯、天気、川がどちらに向かって流れているか、人の性別や何をしているか、何の花か、何の動物か、などの質問をする。最後に、子どもが置かれた状況にもよるが、筆者から、診察と描画を含めた簡単な感想や解説を伝え、こうなっていけるといいね、あなたにはそれだけの力があるから大丈夫、と伝え共有することが多い。これで一回きりの診察が終了となる。

ロゴセラピーの視点を取り入れること

Logotherapie は、オーストリア生まれの精神科医、V.E.Frankl（1905-1997）が創始した意味を軸とする精神療法である。「人間の意志は自由である」、「人間は誰でも意味への意志を持っている」、「いかなる状況にあっても人生には意味がある」という3つの基本理念があり、その人生観・人間観から目の前の人を理解し、援助しようとする。子どもの診察において、Logotherapie を直接に適応することは例としては多くないが、例えば、描画の意味を考える上で、その視点が有用であることが多いため、ここに解説を加える。

（1）描画の意味

フランクルは意味を軸としたセラピーの前提として、人生における価値あることを3つ提唱している。その意味と具体例、そして筆者が考える描画の意味をまとめた（表1）。子どもたちとの描画体験の中で、描くこと自体が創造価値であり意味がある、ということは子どもたちの表情や描く中で生き生きとしていく様子に実感するところである。もちろんこの体験が意味を持つためには、ただ描かせればよいということではなく、言語非言語的な配慮や見守る姿勢が治療者に求められているといえるだろう。一人で壁に向かってつぶやくのではなく、誰かに何かを聞いてもらうという体験の意味にもつながることだろうと思われる。

また、自身が描いた絵を治療者や保護者、時に担当者とともに眺める、鑑賞するという作業は、まさに美や善や真を自分の中に取り入れる行為につながる体験と思われる。治療者に見守られている体験も、愛を感じる体験に近づくことができれば、貴重な意味ある体験になりうる。体験価値と考えてよいものだろうと思われる。

最後に態度価値は理解が難しいものではあるが、例えば、子どもが置かれている理不尽な状況、自身の障害、未来の見えなさ、苦悩というものが描画に表現されることがある。その描画に対して、年齢は低くとも（無意識的ではあれ）勇気をもって対峙するということは、筆者には態度価値と感じられ

表1　フランクルによる三つの価値と、描画の意味
（Frankl,1956 より作成、描画の意味 * の意味は筆者による）

名称	意味	例（描画の意味*）
創造価値	或る行為をしたり、或る作品をつくったりすることによって	働くこと（絵を描くこと*）
体験価値	美や善や真を自分の中に取り入れたり、また一人の人間をその一回性と独自性とにおいて本質的に体験し、愛することによって	愛すること（自分の絵を味わうこと、治療者とともにあること、見守られること*）
態度価値	避けられない運命や強制された状態に、いかなる態度をとるかによって	苦悩すること（描かれた自身の苦悩や運命的な状況に対峙すること*）

てならない。

　以上のことを考えると、一つの遊びにすぎないお絵かきという行為が、治療場面において、治療者がそれを意識すること、自身のあり方を自覚することによって、描いてくれる子どもたちをしっかりとあたたかく見守り、子どもの力や可能性に着目しつつも、描画から考えられる危険なサインをも見落とさずに、それ以降の支援に生かす覚悟を持てるように思われる。

（2）治療者と担当者にとっての描画の意味

　描画の意味については、以前報告しておりここでは述べないが、新たな視点を提示すること、子どもたちの力を再確認すること、スタッフ間で共有することなどの意義があると思われる。

おわりに

　筆者の小さな臨床経験、そして、工夫を述べた。コツとは言い難いと思われるが、描画を利用したことのない、また、Logotherapie について触れたことのない子どもに関わる専門家の方の何らかのお役に立てることがあれば幸いである。筆者もさらなる精進を続ける所存である。

〔**参考文献**〕

Frankl,V.E.（1956）. Theorie and Therapie der Neurosen.Ueban & Schwarzenberg.（宮本忠雄・小田晋訳）『神経症Ⅰ―その理論と治療』みすず書房、2002 年、（霜山徳爾訳）『神経症Ⅱ―その理論と治療』みすず書房、2002 年→ 2016 年に新装版として 1 冊にまとめられた。

山中康裕編集『H/NAKAI 風景構成法　シンポジウム』　中井久夫著作集（別巻 1）岩崎学術出版社、東京、1984 年

本多奈美「子どもの精神医学的診察におけるバウムテストのこころみ」（岸本寛史編）『臨床バウム』133-149 頁、誠信書房、東京、2011 年

診療をするうえで大切にしている
譲れないもの

福地　成

東北医科薬科大学医学部精神科学教室

はじめに

　「診療のコツ」なんてものは特に持ち合わせていない。しかし、診療をするうえで、大切にしている譲れないものであればちょっとは心当たりがある。

　本稿の執筆は、自分の 20 数年の足跡をたどる貴重な機会となった。現在の活動のベースは大学医学部の教員であり、大学病院でほそぼそと専門外来を開きながら、学生や研修医に指導をしている。その一方、非常勤として勤めるみやぎ心のケアセンターでは、2011 年に発生した東日本大震災で傷ついたコミュニティーの復興支援を支える任務を担っている。このような背景を持つ筆者が、いまどのような臨床観を持っているのかをここで記し、少しでも後進の役に立てればと思う。

この道への入口

　大学勤務では「なんで、子どものこころの臨床を志したのですか」と聞かれることがたびたびある。私の臨床の原点は、学生時代にアルバイトをしていた学習塾の講師にあると思う。当時は相当のめり込んでいて、「これ以上働くと所得税がかかる」と言われて、慌てて勤務日を減らしたこともあった。大学 6 年間も働いていると、いつしかやりがいを感じるようになり、生涯の

生業としてもいいとさえ思うようになった。かっこいい話ではないが、大学を辞めて、そのままいっそ就職してしまおうとさえ思うこともあった（周りから必死で止められた）。いったい何がそこまで私を魅了したのか。いろいろな事情を抱えた子どもたちのクラスを担当することが多かった。最初は関わりが難しい子どもたちが、長い時間をかけて接しているうちに、いつしかこちらもツボを心得るようになり、ふとしたときに何かが「つながる」瞬間があった。当時の私はこの瞬間にやりがいを感じていたのだと思う。まさしくここが私の臨床の原点であるように思う。

　医師としての進路に悩んだとき、札幌で診療所を開業していた北海道こども心療内科氏家医院（現・氏家記念こどもクリニック）の氏家武先生のもとを訪れた。正体の知れない私を東苗穂駅の改札口で出迎えていただき、数日間、診療所の活動を見学させていただいた。このときはじめて子どものこころの診療という領域があることを知り、地域に根付いて子どもの育ちを支える取り組みに深い関心を持った。ご縁があり卒後３年目から２年間、氏家先生の診療所で勤務する経験を得た。この２年間で500を超えるケースを担当し、その全てに懇切丁寧なスーパーバイズをしていただいた。長い診療を終えて、間仕切りのカーテンを開けると、氏家先生がニコニコしながら私の面接を聞いていたこともあった。

　もっと深掘りすれば、自分自身の生い立ちにも起源があるとは思うが、私の臨床の根幹は学生時代のアルバイトと氏家医院での修業にある。

大災害とこころのケア

　2011年に発生した東日本大震災は、間違いなく人生の大きな転機になった。自分が長年過ごした地域が壊滅し、戸惑う住民を目のあたりにして、半ば衝動的に地域の巡回をはじめた。そのまま、復興に特化した国の事業でもあるみやぎ心のケアセンターに移り、大災害で傷ついたコミュニティーのリカバリーを支えるミッションを担うことになった。ここでの活動の基本はアウトリーチであり、保育施設や教育機関を訪問して子どもを観察して、市町村の役場で地域住民の相談もお受けしていた。もちろん、家庭訪問すること

もあった。そこでは病院臨床と全く異なり、さまざまな理由により受診できない子ども（お金がない、足がないなど）、発症はしていないが危うい状況にある子どもにも出会うことがあった。医療機関における治療としての介入よりも、地域における予防の方が大事であると痛感した。不適応や発症の兆候があるケースに対して、地域の専門職と組んでサポートを提供して、医療機関に受診をしないまま、改善まで根気強く寄り添う。ここではあえて議論はしないが、日本の精神科医療には「来る人を医療者が待つ」文化が根付いてしまっていると思う。できるだけ地域へ出向き、できるだけ子どもやご家族の近くで、できるだけ受診しないようにすることが大原則だと考えている。

　あくまでも理想論の域を超えないことは重々承知しているが、フットワークよく地域に行くこと、そして疾病を予防することが私の臨床観の枝葉になっている。

いまの臨床で大切にしていること

　精神科医として駆け出しのころ、笠原嘉先生の著書『予診・初診・初期治療』を読み込んだ。その一節に、「病人にあうときは、いつも『狩り』の精神をもつ」と記されている。私には獲物を捕らえるほどのアグレッシブさはないけれども、言わんとすることは大変よく理解できる。臨床場面に登場した親子をじっくり観察し、ここに至るまでの彼らのストーリーを想像して、いくつかの仮説を立てる。このとき油断は禁物であり、高いアンテナを立てて、あらゆる可能性を見逃さないようにする。この姿勢は「狩り」と寸分たがわない。そのプロセスのなかで、彼らのしんどさを丁寧に汲み取り、障壁を乗り越えるためにひたすら寄り添う。このときに確かな「つながる」瞬間があると思う。これは病院診療でも、地域訪問でも変わりはない。

　感情移入をして「つながる」瞬間を味わい、一緒に涙を流す。ただ単にこれを繰り返していても、状況は改善しないことを、肌身をもって今は知っている。子どもが自分の特性や症状を年齢相応に理解し、それらに圧倒されずに、自分で対処できるように支えることが臨床として大切だと思う。その中で大切なことは、（1）遊びを介したコミュニケーション、（2）正確な知識を

提供すること、（3）対処能力の向上、にあると考えている。

（1）遊びを介したコミュニケーション

　成人の治療では言語を用いた評価面接を繰り返し、その中で治療的な関わりを重ねていく。一方、子どもは言語能力の発達が十分ではないことがあるため、遊びを介したコミュニケーションによりその心情を推察し、治療的な関わりを深めていくことが必要となる。子どもはその中で自分自身をコントロールする感覚を体験し、さまざまな物事に対処する能力を身に着けていくことができる。

　子どもとの面接場面では常に遊び道具を手元に置くようにしている。家庭訪問などで面接を実施するときには、遊び道具のセットを持参する。特に災害直後に地域訪問をする上で、お絵描きや折り紙などの古典的な遊び道具はとても重宝した。地震や津波の体験が遊びの中にも反映され、その子ども自身の体験を想像し、心理状態を評価することに役立った。言うまでもないことだが、診察室の中で評価できる事柄は非常に限られており、できる限り子どもの日常生活に接近し、普段通りの遊びの中から得られる情報の方がはるかに多いと思う。

（2）正確な知識を提供すること

　どんなに幼い子どもであっても、年齢に応じた方法で正確な知識を提供することが大切である。気分障害や不安症などの感覚は、子どもでは理解することも表現することも難しい。イラストを用いた説明や身近な生活に沿った例え話によって表現を促し、理解を深めることが必要である。神経発達症の告知をダイレクトにすることは難しく、子どもや家族の受容過程に沿って説明を重ねることになる。この場合も年齢に沿った書物やスライドを用いて説明することで理解を助けることができる。

　災害直後の子どもたちに対して、スライドや紙芝居を用いて正確な知識を提供する試みを行い、一定の効果を確認することができた[1)2)]。なお、この際に使用したスライドは「子どもの心診療拠点病院機構推進事業」のホームページにリンクされており、フリーでダウンロードできるようになっている[3)]。

また、地域訪問する際は携帯式ホワイトボードを持ち歩き、必要となる説明事項を年齢に応じて図示し、子どもと保護者に対して説明を行うようにしている。子どもが自分自身の症状の強度変化をモニターすることも重要であるため、温度計や信号などのイラストを用いてその程度を確認するようにしている。症状の強度変化をグラフなどで示し、その経過をお互いに確認することで治療効果を把握することができる。

（3）対処能力の向上

　子どもを困惑させている症状の同定を行い、年齢に応じた説明を行った後には、その子どもに合った対処方法を一緒に考えることが大切である。気分障害や不安症など、不快な感覚にとらわれる疾患であれば、絶望的な感覚に圧倒されない方法を一緒に編み出すことになる。不安症では、その症状にあだ名をつけて（モヤモヤさん、キッチリさんなど）、外在化することで対処しやすくすることもある。神経発達症であれば、困難を生じる場面を想定して、具体的な工夫を考えて、セリフをつけた SST（Social Skill Training）を導入することもある。

　災害後の地域訪問の際に、どんな場面でも応用可能なリラクゼーションの手段として、腹式呼吸を子どもたちに伝達することを試みた。しかし、子どもが腹式呼吸の仕組みを正確に理解し、実践することは非常に難しいため、親しみやすい玩具を導入して指導を行った。風車、紙風船、シャボン玉など挑戦をしてみたが、最終的に最も理解しやすいのは吹き上げパイプだった（写真1）。吹き上げパイプは大きく吸って、少しずつ吐くことによりボールはパイプの上を浮かび続けることができ、繰り返し練習することで腹式呼吸を身に着けることができる優れモノだと思う。

最後に

　発達年齢に即して理解しやすい方法を考え、あまり手取足取りにならないように「自分で乗り越えた」という実感を抱いてもらうことを常に心がけている。治療者自身も楽しみ、工夫をしながら診療を構成することもこだわり

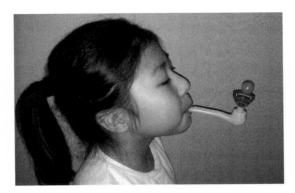

写真1　吹上パイプ

の一つである。やはり、私が大切にしている原理原則は学習塾の講師にあるようだ。

　子どもを適切に評価・治療するためには、治療者自身がいくつかの「ひきだし」を持っている必要があると思う。子どものニーズに応じて、自分の「ひきだし」から得意技を取り出し、カスタマイズして提供する。診察室で治療する際に限らず、その地域における利用可能なリソースについても同様であり、いくつもの「ひきだし」を持っていることでスムーズに適切な支援に繋げることができる。子どもと家族の置かれた状況を評価し、子どもに良質な治療を提供するためには、治療者は「ひきだし」を増やし磨く研鑽を続け、治療者自身がネットワークに積極的に参画し、周囲を繋げる仕組みを考え続ける必要があると思う。

〔参考文献〕

（1）福地成、林みづ穂「被災地の子ども達のこころの現状」『小児の精神と神経』51 巻、126-132 頁、2011 年
（2）Naru Fukuchi: Psychoeducation for children in a psychiatric ward in the immediate aftermath of the 2011 earthquake and tsunami in Japan. Intervention-Journal of Mental Health and Psychological Support in Conflict Affected Areas. 18（1）, 85-91, 2020.
（3）子どもの心の診療ネットワーク事業　http://kokoro.ncchd.go.jp/saigai_senmonka.html

乳幼児の発達障害診療

斉藤まなぶ

弘前大学大学院保健学研究科 総合リハビリテーション科学領域

はじめに

　令和 4 年 12 月に文部科学省が発表した、「通常の学級に在籍する特別な教育的支援を必要とする児童生徒に関する調査結果」によれば、「学習面又は行動面で著しい困難を示す」子どもの割合は、小中学校で 8.8％であり、平成 24 年の同調査結果（6.5％）より増加した。特に小学校で 10.8％と高く、1年生 12.0％、2 年生 12.4％、3 年生 11％と低学年において顕著である [1]。身体障害も含めた小学校での特別支援教育の在籍者が 6.6％の割合であり [2]、平成 24 年の約 2 倍に増加しているものの、未だ発達障害のある児童が適切な教育を受けていない可能性が示唆された。小学校 1 年生で特別支援教育を受けるためには、就学前における早期からの相談・支援の充実が望ましく、乳幼児健診や 5 歳児健診の活用など早期からの相談・支援や就学相談における保護者への情報提供の充実、就学相談や学びの場の検討等を支援する教育支援資料の内容を充実させるなどの取り組みが推奨されている [3]。また、発達障害者支援法に規定されている市町村の早期発見を促すために、都道府県がアセスメントツールの導入など市町村の支援体制の整備に必要な相談、助言等を行うことが推奨されている [4]。本章では、発達障害の早期発見・早期支援のための乳幼児の社会性、言語、認知、運動発達の評価やアセスメントについて述べる。

乳幼児の発達

　発達には、身体発達（身長、体重など）、運動発達（微細運動、粗大運動、全般協応性など）、言語発達（語彙、表現、理解、読み書きなど）、認知発達（計画立案、集中力、学習能力、判断力など）、社会性の発達（情緒的交流、言語・非言語表現、集団行動など）がある。まずは、子どもの一般的な発達について、簡単に説明する。これらはあくまで目安であり、個人差を考慮する必要がある [5]。

（1）乳幼児の一般的な発達の目安

　0歳：光や音に反応する。物が触れると手を握る。

　1カ月：目を覚ましている時間が長くなる。

　3カ月〜：人の顔を見て笑う。首がすわる。手の動きが活発になる。物に手を伸ばす。寝返りをうつ。

　6カ月〜：母親の顔が分かる。いないいないばあを喜ぶ。喃語（「うー」「あー」など）が出る。お座りができる。人見知りが始まる。

　9カ月〜：はいはいができる。つかまり立ち・伝い歩きをし始める。バイバイをする。意味のある単語（初語「マンマ」「ブーブー」など）を話す。

　1歳〜：分離不安が一番強く出やすくなる。一人で立てる、数歩歩ける。2〜3の単語を話せる。

　1歳半〜：物の名前を聞くと指をさす。走ることができる。名前を呼ばれると返事をする。二語文が話せる（「パパ、バイバイ」など）。

　2歳〜：つみ木を積んで遊ぶ。トイレットトレーニングの開始。イヤイヤ期が始まりだす。何か欲しいものがあっても我慢ができる。ままごとやごっこ遊びができる。飲み込まずにぶくぶくうがいができる。多語文が話せる（「パパ、かいしゃ、いった」など）。

　3歳〜：階段を一人で上れる。一人で上手に食べられる。自分のことを「ぼく」、「わたし」などと言う。他者との関係を求める・仲間意識が育ち始める。正確な文章が話せる（「あそこにワンワン（犬）がいるよ」など）。

4歳〜：自分でパンツを脱いでおしっこをする。ボタンなどの無い服（シャツ、ズボン、くつした）を、

一人で着る。列に並んで順番を守る、ブランコなど次に待つお友だちに交代する。10まで数えられる。「多い・少ない」「長い・短い」が理解できる。

5歳〜：食器の準備や後片付けを手伝う。うんちの後、自分でおしりをふく。鬼ごっこなどができる。かくれんぼができる。

（2）ことばの発達の目安

6〜7カ月：喃語を話す（「バブバブ」「あー」「うー」など）。

9カ月〜1歳半：「ママ」「ワンワン」などの単語（初語）を話す。

1歳半〜2歳：「お目々は？」と聞くと自分の目を指さす。名前を呼ばれると返事をする。「ボール取って」などの簡単な指示が分かる。「ワンワン、きた」などの二語文を話す。

2歳〜2歳半：青や赤など色が分かる。「パパ、かいしゃ、いった」など多語文を話す。

2歳半〜：自分の名前を聞かれて答えられる。自分の名前を文の中に入れられる。

（3）遊びの発達の目安

1〜2歳：一人遊び（大人が相手をすると喜ぶが、子ども同士の遊びは少ない）。平行遊び（なんとなく一緒の場で遊ぶが、それぞれに遊ぶ）。まねっこ遊びをする。

3歳：連合遊び（一緒に同じおもちゃや場所で遊んでいるが、役割分担はない遊び方をする）。

4歳：一番になりたがる。ルールや順番が分かる。

5歳：協同遊び（ルールをもって、役割分担をして遊ぶ）。ごっこ遊びを楽しむ。善悪の判断ができる。小さい子に優しくする。正義に憧れる。

6歳：仲間意識が芽生える。

乳幼児の発達障害

　DSM-5 精神疾患の診断・統計マニュアルでは、神経発達障害は、知的能力障害、自閉症スペクトラム障害、注意欠如・多動性障害、コミュニケーション障害群、限局性学習障害、チック障害群、発達性協調運動障害、常同運動障害と定義されている[6]。いずれも生来性であり、乳幼児期早期から症状が持続し、日常生活に影響を及ぼす障害であることが共通項である。ただし、子どもの脳の発達は生後、環境の影響を受けるとされており、特性はあるにしろ、環境によって症状が軽減したり悪化したりすることは事実である。日本では、発達障害者支援法に基づいて「発達障害」は、広汎性発達障害、学習障害、注意欠陥多動性障害（診断名は ICD-10 基準）、その他これに類する脳機能の障害であってその症状が通常低年齢において発現するものと定義されており、知的障害を含まない。神経発達障害の多くは他の障害の併存が多く見られ、本章では DSM-5 基準に沿って、乳幼児期に早期診断が望まれる代表的な障害について言及する。

（1）自閉症スペクトラム障害（ASD: Autism Spectrum Disorder）

　自閉症スペクトラム障害は、社会性や対人関係における困難さ、非言語的コミュニケーションの困難さ、興味の偏り・こだわり、想像力の困難さ、感覚特性など が幼児期から見られる障害である。有病率は 5 歳児において 3.2% であり、男女比は 2：1、また ASD の 88.5% は少なくとも 1 つの他の発達障害の併存があることが報告されている[7]。併存は多い順に、発達性協調運動障害（63.2%）、注意欠如多動性障害（50.6%）、知的能力障害（36.8%）、境界知能（20.7%）である。ASD は、生後 1 年以内に顕在化する可能性があるが、症状の程度によって、学齢期まで診断されないことがある。

・幼児期から学齢早期（〜 7 歳頃）によくみられる ASD の症状
　　□ごっこ遊びやルールのある遊びが難しい。
　　□言葉を話し始めるのが遅い。

□コミュニケーションがうまくとれず、かんしゃくや自他を叩く等の行動につながる。

□注意されたり叱られたりするとパニックになる。

□呼んでも振り向かない、気づかない。

□話や指示を聞いていないようなことがある。

□集団活動への参加が難しい。

□お遊戯会や運動会など、行事に参加できない。

□特定の物（服、持ち物、おもちゃ等）に固執する。

□予定が変わることに対応ができない。

□抱っこやスキンシップなどを嫌がる。

□偏食が多く、特定の物しか食べない。

□園やスーパーなど、騒がしい所が苦手。

□生活リズムや環境の大きな変化への対応が難しい。

□相手の表情やその場の空気を読むのが苦手。

□暗黙のルール、曖昧なことなどが分からない。

□思ったことをそのまま話してトラブルになる。

□相手の話などを字義通り受け取り、トラブルやミスにつながりやすい。

（2）注意欠如多動性障害
（AD/HD：Attention deficit/Hyperactivity disorder）

　注意欠如多動性障害とは、「不注意」と「多動・衝動性」を主な特徴とする神経発達障害である。ADHD の有病率は学齢期の小児の 3 ～ 7% 程度と考えられている[8]。幼児期早期（3 ～ 4 歳）の子どもは大半が多動を示すため、3 歳での診断は難しいが、学齢前の多動は就学後の多動と関連するため、5 ～ 6 歳では十分な行動観察の上で診断は可能である。

・不注意の症状

　□注意が散漫になりやすく、周りの音や動きなどに気をとられやすい。

　□集中が続きにくい。

　□好きなことなどに夢中になるとやめられない（過集中）。

□忘れ物が多く、よく物を無くし、同じ失敗を繰り返してしまう。

□時間や期日を守ることが苦手で、今やるべきことを先延ばしにしやすい。

・多動性の症状

　□じっとしていることが苦手で、イスに座り続ける、その場で待つ、列に
　　並ぶこと等が苦手

　□手足などがソワソワする、よく動く、指をトントンしていること等が多い。

　□自分が言いたいことをたくさん話し続ける。

　□頭の中で常に何かを考えており、頭の中が忙しいため、周囲からぼーっ
　　としているように見られる。

・衝動性の症状

　□良いか悪いかを考え、判断する前に行動し、口に出してしまう。

　□感情の起伏が激しく、口にする前に手を出してしまう。

　□質問より先に答えるなど、相手の話を遮ることが多い。

(3) 知的能力障害（ID: Intellectual Disability）

　知的能力障害は、医学領域の精神遅滞（MR: Mental Retardation）と同じ
ものを指し、論理的思考、問題解決、計画、抽象的思考、判断、学校や経験
での学習のように全般的な精神機能の支障によって特徴づけられる発達障害
である。有病率は一般人口の約 1%であり、男女比はおよそ 1.6:1（軽度）〜 1.2:1
（重度）である。知的機能は知能検査によって測られ、知能指数（Intelligence
Quotient, IQ）70 未満を低下と判断するが、知能指数の値だけで知的障害の
有無を判断することは避け、適応機能を総合的に評価する[8]。言語や社会性、
運動発達など全般に遅れがあるため、他の神経発達障害と鑑別を要する。

・ID の症状

　□ことばを理解することが難しい。

　□文字や数字の読み書き、計算などが難しい、時間がかかる。

　□自分の言いたいことをうまく伝えられない。

□曖昧なことや抽象的なことの理解が難しい。

□年齢相応の対人関係を築くことが難しい。

□マナーやルールなどの社会性が身につきにくい。

□運動が苦手、指先などの不器用さが見られやすい。

□言動に幼さが目立ちやすい。

□日常生活を送る上での知識や技能を習得しにくい（食事の準備や掃除、整理整頓、バスや電車の利用、必要な時に通院する、薬を決まり通り飲む、電話やネットの使用など）。

（4）発達性協調運動障害
（DCD: Developmental Coordination Disorder）

　発達性協調運動障害とは、日常生活における協調運動（手と手、手と目、足と手などの個別の動きを一緒に行う運動）において、本人の年齢や知能から期待されるものよりも不正確さ、不器用さ、困難さが現れるものである。学齢期の子どもの有病率は5〜6％、男女比は2：1〜7：1と推定される。DCDの子どもは、脳性麻痺等の器質疾患はないものの、微小な運動機能の障害があり、早期から症状がみられることがある。

・DCDの症状

乳用児期：

□母乳やミルクの飲みが悪い。

□離乳食を食べるとむせる

□寝がえり・お座り・はいはいがうまくできない。

□お座り・はいはい・歩行ができるのが遅い。

□寄りかからずに座るのが不安定。

□ボタンやファスナーがうまくできない。

□平坦な場所でも転ぶ

□食べこぼしが多い。

学齢期早期：

□体育（球技、体操、走るなど）が苦手。

□ひもが結べない。

□箸がうまく使えない。

□文具や工具の使用が苦手。

□文字をマスに合わせて書けない。

早期発見のためのアセスメントツール

（1）スクリーニング

　厚生労働省は、ASD の早期発見のために、1歳6カ月健診で M-CHAT、3歳児健診以降で PARS-TR、年長児で CLASP の使用を推奨している [4]。しかし、PARS-TR はリスク児に対する問診であり、スクリーニングではない。乳幼児健診では3歳児で社会性やコミュニケーションをスクリーニングできる統一の尺度が存在しないため、筆者らは平成31年〜令和2年の厚生労働省科学研究費補助金障害者制作総合研究事業の成果から、「社会性発達スクリーニング14項目（SSD-14）」を開発した（表1）。令和3年から弘前市で実証実験を行い、3歳児の神経発達障害のリスク児を 11.6%抽出で、特に高機能の ASD、ADHD 特性の早期発見に有用であることを明らかにした。この尺度は保護者に子どもの行動について評価してもらい、40点満点中29点がカットオフ値である。点数が高いほど健常なため、健診現場では逆転させて11点以上をリスク児と判定している。3段階または4段階で評価し（目安　ほとんどいつも（0点）＝毎日あるいは毎回、たいてい（1点）＝週に4〜5日あるいは5回に3〜4回、ときどき（2点※3段階では1点）＝週に2〜3日あるいは5回に1〜2回、あてはまらない（3点）＝全くないあるいはあってもごくわずか）、Q1、3、7、8が逆転項目である。青森県では令和6年から県内統一アセスメントとして活用が決定している。

　年長児においては、ASSQ、SDQ、ADHD-RS、DCDQ など学童期にかけて経時的に評価できる尺度を複数組み合わせて利用することが有用である [10]。

表 1. 社会性発達スクリーニング
Screening for Social Development-14 (SSD-14)

■は，逆転項目

以下の質問について，<u>過去 6 カ月のお子さんの行動に</u>，どれくらい当てはまりますか？　最も近い選択肢を選んで☑をつけてください。	ほとんどいつも	たいてい	ときどき	あてはまらない
1.　仲の良い友だちが少なくとも一人はいる	☐		☐	☐
2.　すぐに気が散りやすく，注意を集中できない	☐		☐	☐
3.　自分の話す声が大きすぎることや，自分がうるさい音を立てていることに気づく	☐	☐	☐	☐
4.　同年代の子どもと同じようには，ものごと同士の相互関係をわかっていない	☐	☐	☐	☐
5.　同年代の友だちとの交互の会話で，反応が遅かったり，的外れな返答をする	☐	☐	☐	☐
6.　視線を合わせることを避けたり，アイコンタクトが不自然である	☐	☐	☐	☐
7.　他人の動きをまねできる	☐	☐	☐	☐
8.　悲しんでいる人がいると慰める	☐	☐	☐	☐
9.　はっきりとわかりやすく尋ねても，意図が伝わっていないような反応をする	☐	☐	☐	☐
10.　促されないと集団行動に参加しない	☐	☐	☐	☐
11.　人前では緊張しすぎる	☐	☐	☐	☐
12.　他の子どもよりも，いつもの日課や決まった手順を変えるのが難しい	☐	☐	☐	☐
13.　同じことを繰り返し繰り返し考えたり話したりする	☐	☐	☐	☐
14.　興味関心の範囲が限定されているか，かなり狭い	☐	☐	☐	☐

(2) 発達検査

　乳幼児の発達をバランスよく評価するために、複数の発達検査を行うことが望ましい。知能検査であれば、適用年齢に合わせて、新版 K 式発達検査2020 や田中ビネー V、WPPSI- Ⅲ、WISC- Ⅳまたは V が推奨される。社会性の評価は SRS-2、行動の評価は、CBCL、Conners-3、感覚の評価は感覚プロファイル（SP）などがある。運動の評価は JMAP、MABC-2 などである。いずれも標準化された尺度を使用することが望ましい。

おわりに

　乳幼児の発達障害診療のコツは、子どもの正常な発達及び発達段階を知ったうえで、診察する子どもの行動観察（家庭や園からの情報も含めて）を十分に行い、発達特性が年齢不相応で、年齢が上がっても成長が緩やかである場合に、積極的に診断を行うことが重要である。スクリーニングや発達検査を行うことにより、診断スキルは経験に頼らずとも獲得できると考える。多くの神経発達障害は早期介入により、症状の緩和や適応スキルの向上が期待できる。増加する発達障害へ対策として、早期診断できる専門医が増えていくことを強く望む。

〔参考文献〕

(1) 文部科学省「通常の学級に在籍する特別な教育的支援を必要とする児童生徒に関する調査結果について」（令和 4 年 12 月 13 日）PDF835KB, P.9（2023 年 7 月 22 日現在）
https://www.mext.go.jp/content/20230524-mext-tokubetu01-000026255_01.pdf

(2) 文部科学省，特別支援教育資料（令和 3 年度），第一部　データ編（PDF:850KB），P.4（2023 年 7 月 22 日現在）
https://www.mext.go.jp/content/20221206-mxt_tokubetu02-000026303_2.pdf

(3) 国立障害者リハビリテーションセンター，「令和 3 年度発達障害支援の地域連携に係る全国合同会議文部科学省資料」24 頁（2023 年 7 月 22 日現在）
http://www.rehab.go.jp/application/files/6916/4802/4272/R3.pdf

(4) 国立障害者リハビリテーションセンター「令和 3 年度発達障害支援の地域連携に係る全国合同会議，厚生労働省資料」6 頁（2023 年 7 月 22 日現在）
http://www.rehab.go.jp/application/files/8616/4802/4273/R3.pdf

(5) 弘前大学・青森県監修『青森県子どもの発達支援ガイドブック』青森県発達障害者支援センター「ステップ」、2022 年 3 月
http://www.aoshien.jp/dlfile/guide_book.pdf?20220405

(6) American Psychiatric Association（日本語版用語監修日本精神神経学会、高橋三郎、大野裕監訳『DSM-5 精神疾患の分類と診断の手引』医学書院、2014 年

(7) Manabu Saito, Tomoya Hirota, Yui Sakamoto, Masaki Adachi, Michio Takahashi, Ayako Osato-Kaneda, Young Shin Kim, Bennett Leventhal, Amy Shui, Sumi Kato, Kazuhiko Nakamura：Prevalence and cumulative incidence of autism spectrum disorders and the patterns of co-occurring neurodevelopmental disorders in a total

population sample of 5-year-old children. Molecular Autism, 11:35, 2020 9

（8）厚生労働省 , e- ヘルスネット「ADHD（注意欠如・多動症）の診断と治療・知的障害（精神遅滞）」（2023 年 7 月 22 日現在）

https://www.e-healthnet.mhlw.go.jp/information/heart/k-04-003.html

（9）斉藤 まなぶ「 乳幼児健診での言語に関わる障害の早期発見尺度の検証・併存症の調査研究」（厚生労働省科学研究費補助金障害者制作総合研究事業）「吃音、トゥレット、場面緘黙の実態把握と支援のための調査研究」（H31˜R2）

https://mhlw-grants.niph.go.jp/system/files/report_pdf/202018006A-buntan5.pdf

（10）Saito M, Sakamoto Y and Terui A. Epidemiology of ASD in Preschool-age Children in Japan. IntechOpen, November 24th, 2022

併存症を見据えた神経発達症治療における
診立てのコツ

辻井農亜

富山大学附属病院こどものこころと発達診療学講座

はじめに

　子どもは大人を小型にしたものではなく、絶えず心身の発達を続けている特殊な存在である。神経発達症も子どもの発達に伴ってその症状や特性は変化し続ける。加えて、神経発達症は互いに併存し合い、またその経過の中でさまざまな精神疾患が併存することを特徴とする。近年、神経発達症の存在が将来の精神疾患の発症のリスク因子の 1 つとする考えがある。本稿では、神経発達症が精神疾患の発症に影響を及ぼす過程を神経発達連続体として捉えるという視点から、併存症を見据えた神経発達症の診立てのコツを述べたい。

神経発達症に共通する特徴

　神経発達症は、典型的には発達期早期、しばしば就学前に明らかとなる一群の疾患である[1]。その障害または困難さの範囲は、学習または実行機能の制御の問題といった非常に特異的な制限から、社会的技能または知的能力の全般的な障害まで多岐にわたり、その範囲によって限局性学習症、運動症群、注意欠如多動症（attention-deficit/hyperactivity disorder; ADHD）、コミュニケーション症群、自閉スペクトラム症（autism spectrum disorder; ASD）、そして知的発達症が定義されている。

神経発達症の診療においてまず重要なことは、それぞれに共通する特徴を理解することにある [6]。まず、神経発達症には発達の欠陥あるいは脳内プロセスの異常が存在し、それぞれの神経発達症の違いは発達の欠陥あるいは脳内プロセスの差異（ばらつき）によって特徴づけられる [1]。病態としてとらえる場合、障害または困難さの範囲が広いほど複数の領域に渡る発達の欠陥や脳内プロセスの異常を有すると考えることが妥当であろう。神経発達症はASDとADHDを中心に互いに併存することが多いが、知的発達症とASD、ASDとADHD、そしてADHDとチック症または限局性学習症といった神経発達症間の併存も、障害の範囲が広いものが狭いものを包括すると考えると理解しやすい。次に、かつてはカテゴリー的に定義されると考えられていた神経発達症であるが、現在は定型発達との明確な境界のない重症度に広範な幅が存在すると考えられるようになった。それぞれの特性はスペクトラムであり、このことは診断閾値以下の特性をもつ、いわゆるグレーゾーンの存在とも同義となる。そして、神経発達症の症状は年齢と共に変化することが挙げられる。例えば、ADHDは幼少期には多動性衝動性が主要な症候であるが学童期以降は不注意症状が中心となる [3]。ASDは児童期後期に対人的相互反応への関心が増加することも臨床の上でよく観察される [1]。加えて、機能障害の程度は環境との関わりや養育のあり方、療育などによって著しい幅がみられることが挙げられる。また神経発達症は生涯を通じて学習や代償をし続け、思春期から成人期かけて症状が改善していくことも知られている。しかし、これら神経発達症に共通する特徴は、後述する神経発達症に不安症やうつ病といった精神疾患の併存がみられやすいという特徴とも関連することになる。

併存症を見据えた発達障害の診療

　未だ病因の解明されていない神経発達症を診立てるには、その子どもの「行動」をよりどころにして発達の状態とそれまでの経過を知り、年齢から想定される範囲からの逸脱の程度などから総合的に判断することが必要になる [7]。筆者が清水 [7] の示した障害のタイプによる発見可能な時期に改変を加えた、

表 1　発達過程による神経発達症の診立て

タイプ	発見時期 *	障害の種類	発見の主な指標
I	0歳	染色体異常、先天性代謝異常に起因する発達障害	生物学的所見
II	0～1歳	知的発達症	運動発達の里程標
III	1～2歳	一部の知的発達症 自閉スペクトラム症	物の操作、あそび 対人行動 コミュニケーション手段
IV	3～6歳	自閉スペクトラム症 コミュニケーション症	対人行動 社会的行動 集団への適応
V	6歳以降	自閉スペクトラム症 コミュニケーション症 注意欠如多動症 限局性学習症	社会的、学業、職業における機能障害 併存する精神疾患

* 環境との関わりや養育のあり方によって、それぞれのタイプの発見時期には幅が生じうる。

発達過程による神経発達症の診立てを表1に示した。ASD を例に挙げると、対人行動やコミュニケーションの遅れや偏りを指標に1～2歳頃に見出されるタイプIIIと、対人トラブルや集団適応上の問題といった社会的問題で見出されるタイプIV、そして社会的、学業、職業における機能障害、または不安症やうつ病といった精神疾患の併存症の背景に ASD の存在を見出されるタイプVが存在すると考えている。タイプIIIは主に1歳半検診などで保健師により発見され、タイプIVは個別場面や家庭ではその行動特性は目立たず、主に社会的な場面である幼稚園・保育園あるいは学校で見出されることが多い。この場合、知的発達症を伴わないことも多い。近年、神経発達症の概念の拡大や診断の閾値が低下する中で、知的障害を伴わないタイプVが増加している印象がある。機能障害の現れ方として学業不振や不登校が、また併存症として不安抑うつ状態や頭痛や腹痛といった自律神経症状がみられることも多い。神経発達症は、乳幼児期には運動発達の遅れといった「行動」によってその特性が見出されるが、成長するにつれその「行動」は見えにくくなり、学童期以降では社会生活における機能障害の背景にある神経発達症を診立てることが必要となることが多い。学童期以降において神経発達症の特性が問

題となるのは、小中高校への入学、学年が変わったとき、担任が替わったとき、転居したときなど、その環境において求められる役割に変化が生じ不適応が生じている場合であることを臨床の上ではよく経験する。実際の臨床においてはもちろん、環境との関わりや養育のあり方によってそれぞれのタイプの発見時期には幅が生じうるが、臨床の上で神経発達症のとらえ方の1つの目安になろう。

　機能障害と精神症状や精神疾患との関連について ADHD を例に挙げると、多動性衝動性は、仲間からの拒絶や攻撃性、偶発的な怪我、危険な運転、不注意は学業成績の低下、低い自尊心、そして全般的な適応機能障害と関係する[3]。ADHD に基づく機能障害によりこのような体験が積み重なることで、自分はダメだと自己評価が低下すると同時に、自分を受け入れてくれない周囲の人間に対して意識的無意識的に怒りを抱くことになる。このようなとき、ADHD をもつ子どものこころは、怒りや葛藤が抑圧・否認され、不安や抑うつといった症状として表れる内在化（情緒障害）、または、怒りをあからさまに表現したり、行動の形で表出したりする外在化（行動障害）として現れる[8]。ASD においては、思春期を迎え自己認知が発達すると同時に対人相互関係における困難さ（機能障害）への気づきがみられたときに、不安抑うつが出現し、それがうつ病に発展すると捉えると理解しやすい[8]。またASD 症状の改善に伴った自己の持つ困難さへの気づきが抑うつに繋がることもある。また、自身の困難さを隠すために代償的な戦略や対処法を用いていたとしても、その背景には、社会的に受け入れられるように表面を取り繕うことのストレスや尽力に苦しむことによる不安抑うつが存在することへの気づきが必要であろう。特に知的高く ASD 特性が軽微であるものほど、自己認知の発達と同時に自己の持つ困難さ（機能障害）への気づきが生じやすく、不安症やうつ病が現れる。限局性学習症やチック症においても、学校や家庭生活における困難（機能障害）に苦しみ、その結果、やる気の喪失や低い自尊感情、慢性的な欲求不満、同級生との関係悪化から、不安や抑うつがみられることがある。

さいごに

　近年、神経発達症の存在が将来の不安症やうつ病、または双極性障害といった精神疾患の発症を予測する因子の1つと考えられるようになった[2)][5)]。不安症やうつ病など多くの精神疾患が15歳頃に発症する[4)]。子どものこころと発達の診療では、心身の発達過程を見据えた病態の評価が必要であり、本稿で述べた神経発達連続体といった捉え方に加えて、心理的発達や思春期の心性といったさまざまな因子についても同時に検討する必要があることは言うまでもない。ひとりひとりの神経発達症をもつ子どもの特性のみでなく、社会生活全体を見渡し併発する精神症候や精神疾患を捉えることが、子どものこころと発達の診療における併存症を見据えた神経発達症診療における診立てのコツ考えている。

〔文献〕

(1) American Psychiatric Association（2023）:『DSM-5-TR 精神疾患の診断・統計マニュアル』医学書院、2023 年

(2) Duffy A, Goodday S, Keown-Stoneman C et al.（2019）: The Emergent Course of Bipolar Disorder: Observations Over Two Decades From the Canadian High-Risk Offspring Cohort. Am J Psychiatry, 176, 720-729.

(3) Faraone SV, Asherson P, Banaschewski T et al.（2015）: Attention-deficit/hyperactivity disorder. Nat Rev Dis Primers, 1, 15020.

(4) McGrath JJ, Al-Hamzawi A, Alonso J et al.（2023）: Age of onset and cumulative risk of mental disorders: a cross-national analysis of population surveys from 29 countries. The Lancet Psychiatry.

(5) Thapar A, Eyre O, Patel V et al.（2022）: Depression in young people. Lancet, 400, 617-631.

(6) 松本英夫（2023）「【いま，知っておきたい発達障害 Q&A 98】概念　それぞれの発達障害の違いは何ですか?」『精神医学』65 巻、522-526 頁、2023 年

(7) 清水康夫（1997）「発達障害の早期発見と早期対応」『こころの科学』73 号，20-26 頁、1997 年

(8) 辻井農亜「神経発達症の成長の中でのうつ病の気づき」『精神医学』65 巻、1028-1032 頁、2023 年

チック関連

金生由紀子

東京大学大学院医学系研究科こころの発達医学分野

チック症のある子どもの理解

（1）チックの定義と特徴

　チックは、突発性、急速、反復性、非律動性の運動または発声であると定義されている[1][2][3]。その独特の性状から、典型的なチックは、経験のある者には比較的容易に判定できると思われる。同時に、通常のなめらかな運動とは異なることから、頻度や強さがさほどでなくても目立ちやすい可能性がある。そのことを、本人、家族をはじめとする周囲の人々、社会がどれくらい気にするかによって、チックに伴う社会機能の障害（苦痛や生活の支障）が異なってくる。

　チックには、独特な点がまだいくつかある。

　第一に、半随意性があげられる[4]。チックは不随意運動とされているが、短時間であればまた部分的であれば抑えられることも少なくない。

　第二に、種類、部位、回数、強さなどがしばしば変動する経過も、独特である。変動のきっかけが不明で、自然の経過であるとせざるを得ないことがある一方、環境や内的な状態に伴って変動することがある。チックの増加は、不安、興奮、疲労で起こることが多い。不安や緊張が解けた時にも増加する傾向がある。他者の運動や発声で誘発されることもある。一方、チックの減少は、平静、作業への集中に伴う傾向がある。

第三に、チックに伴う独特な感覚があり、感覚現象とまとめられている。その代表が、前駆衝動であり、チックが起こる直前に、ムズムズするとか、身体の中でエネルギーが高まって放出せずにいられないとか感じる。チックが起こるとすっきりして軽快・消失することが少なくない。9歳以上になると、前駆衝動を明確に認識するようになる傾向があるとされる。感覚現象には、チックを "まさにぴったり" と感じるまで繰り返さずにはいられないことや感覚過敏も含まれる。

　チックは独特の性状を共有するとはいえ、多様である。運動チックと音声チックに分けられると同時に、それぞれが、定義通りで典型的な単純チックと、それよりも持続時間がやや長くて意味があるように見える複雑チックに分けることもできる。チックの中で単純運動チックが最も一般的であり、特に瞬きなどをはじめとする顔面のチックがよく認められる。単純音声チックとしては、咳払い、鼻鳴らし、さらに、「ア」などの発声がある。複雑運動チックは、複数の動きが組み合わさったり一連の動きになったりする。複雑音声チックは、語や文などを発する。特異的な複雑音声チックには、耳にした言葉を発してしまうエコラリア（反響言語）や言ってはいけない言葉を口にしてしまうコプロラリア（汚言症）がある。

　このようにチックが何種類あるかまたどれくらい複雑か、さらに、チックの頻度、強さ、行動や発語への影響によって、重症度は大きく異なる。

　チックの持続期間も多様である。チックを主症状とする症候群であるチック症の診断分類では、1年間という持続期間が一つの目安となっている。持続期間1年未満の場合、暫定的チック症と診断され、子どものチック症のかなりの部分を占める。1年以上の場合、持続性（慢性）チック症と診断される。持続性（慢性）チック症の中で、DSM-5 [1] 及び DSM-5-TR [2] では多彩な運動チックと1つ以上の音声チックがあると Tourette's disorder となり、ICD-11 [3] では運動チックも音声チックも1つ以上あれば Tourette syndrome となる（以後は、どちらもトゥレット症候群と記す）。

(2) チック症のある子どものみたて

　先述したようにチックは比較的判定しやすいものの、様々な運動症状と

の鑑別を要する[4]。不随意運動に加えて、常同運動や強迫行為も鑑別の対象になる。常同運動は、知的発達症や知的な遅れを伴う自閉スペクトラム症（autism spectrum disorder: ASD）にしばしば認められ、鑑別にあたっては、運動の部位や性状や本人の態度が参考になる。すなわち、常同運動は、部位としては手や指、全身に認められることが多く、性状としては律動的であり、本人は運動に没頭して感覚刺激を楽しんだり情動発散したりしているように見える。これに対して、チックは、顔面で高率に認められ、非律動的であり、本人が不快や苦痛を感じているように見える。強迫行為は、典型的な場合には強迫観念に伴う不安を解消するために行っており、チックとの相違は明確である。しかし、実際には、チック症のある子どもでは物や自分を叩いたり触ったりすることを行ってはいけないと思うほどかえって行ってしまって苦痛に感じるなどがあり、チックか強迫行為かの線引きが難しい場合がある。

　チック症のある子どもを包括的に理解するには、横断的と縦断的の両方の見方をすると共に、本人と環境との相互作用を考慮することも大切であると思われる。

　横断的な見方としては、チック症とも関連が深い注意欠如・多動症（attention-deficit/hyperactivity disorder: ADHD）の疾病構造のモデルが参考になる[5]。すなわち、生来的パーソナリティ特性、チック症の基本症状、一次性併存症、二次性併存症、環境要因の特性について検討する。チック症、特に、トゥレット症候群をはじめとする慢性チック症は併存症をしばしば伴い、しかもそれが複数であることも稀でないとされている。代表的な併存症は、強迫症（obsessive-compulsive disorder: OCD）と ADHD である。OCD は、トゥレット症候群では約 30％に併存し、OCD の診断基準に達しない強迫症状を有する場合まで含めると過半数に達する。チック症と OCD との併存はチック関連 OCD（tic-related OCD）と呼ばれ、"まさにぴったり"感覚が得られるまで強迫行為を繰り返してしまうなどの特徴がある。ADHD を併存する場合には、チックの発症前から認められることが多いとされるが、トゥレット症候群としてフォローするうちに約 13％に ADHD 症状を併存したとの報告もある[6]。ADHD と併存しやすい限局性学習症（specific learning disorder: SLD）や発達性協調運動症（developmental coordination disorder:

DCD)、さらに ASD を含めた発達障害全体が、一次性併存症と考えてよいと思われる。二次性併存症には、外在化障害（行動障害として現れる）と内在化障害（情緒障害として現れる）がある。トゥレット症候群でしばしば問題になる行動障害に"怒り発作"があり、状況に比べて過度にまたは不適切に腹を立てて止められない。情緒障害としてはうつ及び不安が高率に認められ、そのうち分離不安症や恐怖症は低年齢で認められやすく、本人の特性がより関与するかもしれない。

　縦断的な見方としては、ライフステージに沿って、チック及び併存症の経過、本人の精神発達の進展、本人の生活の広がりを組み合わせて理解することが有用と思われる。DSM-5 [1) 及び DSM-5-TR [2) によると、トゥレット症候群で、チックの発症は 4 〜 6 歳が最多であり、チックの最悪時は 10 〜 12 歳とされている。また、成人期までに 59 〜 85% でチックが軽快するという。思春期が始まる頃に、チックがピークにさしかかると同時に、他者と比較しながら自身を振り返ることができる精神発達に達するので、それ以前よりはチックを気にしやすくなると思われる。本人がどれくらい苦痛を感じるかには、チックの重症度や精神発達と共に、感覚現象、不安になりやすさやとらわれやすさ、さらには周囲の対応などが関連すると思われる。

　チックを主訴に受診した子どもの診察では、本当にチックが主な問題なのか、チックを問題にしているのは誰なのかに留意するとよいと思われる。チックが併存するいくつかの問題のシンボルのように思われていたり、チックは実はそれほど問題でないのに目に見えるので過度に意識されたりしているのかもしれない。家族が思っているよりも本人がチックを気にしていないこともあれば、反対にチックを苦痛に思っていることも有り得る。

チック症のある子どもの治療と支援

（1）治療と支援の基本

　チック症のある子どもについて本人や家族と一緒に包括的な理解を進めて、本人らしさを活かしつつより充実した生活が送れるようにすることを目指す。

　チック症の重症度にかかわらず、チックを適切に理解して対応できるよう

にする家族ガイダンス、心理教育及び環境調整が基本である[4) 7)]。

　チック及び併存症の重症度の組み合わせによって、治療を大まかに分けて考える。すなわち、チックも併存症も軽症な場合には、基本を実践して経過を見る。チックに対してより積極的な治療を求められたら、認知行動療法を検討する。チックが軽症で併存症が重症な場合には、チックを考慮しつつ併存症の治療を優先する。チックが重症で併存症が軽症な場合には、チックへの理解を求めてより積極的に学校などの環境に働きかけると共に、認知行動療法を検討する。その実施が困難であったり効果が不十分であったりすると、薬物療法を行う。チックも併存症も重症な場合には、全体を見渡して優先順位付けをして、必要に応じて薬物療法も含めて対応する。

(2) 家族ガイダンス、心理教育及び環境調整

　チックは親の育て方や本人の性格に問題があって起こったものではないとの理解が基盤となる。

　チックは経過中に変動しやすいので些細な変化に一喜一憂せずに本人の特徴の一つとして受容することを促す。チックの標準的な経過も踏まえて大まかな見通しを示す。チックを叱ったり注意したりしないのはもちろんだが、気づかないふりをしようと妙に身構えたりせずに自然な態度で接することを勧める。自己効力感が高まってチックと付き合いやすくなり本人らしくかつ前向きに生活できるように支援することが大切と伝える。

　本人に対しても、チックに対する意識や精神発達に配慮しながら、チックの特徴や対応について説明する。それ以前に、本人がチックをどのように認識しているかを丁寧に聞くことを通じて、チックについて分かってくれると本人が安心するように心がける。本人のチックに伴う苦痛に共感した上であれば、当面どれくらいまでチックのコントロールを目指すかなどの相談がしやすいと思われる。

　また、学校など本人の生活にとって重要な場においてもチックを理解した対応がなされるように働きかける。本人や家族がチックをどのように受け止めているかを踏まえつつ、学校などの現状に合わせてどのように理解を求めるか相談する。

（3）認知行動療法

　認知行動療法の中で、チックのための包括的行動的介入（Comprehensive Behavioral Intervention for Tics: CBIT）の有効性が示されている[7]。CBITは、ハビットリバーサルを中心として、親及び本人への心理教育、機能分析、リラクセーション法を組み合わせた治療パッケージである[8]。ハビットリバーサルは、チックや前駆衝動に気づいて、チックが起こりそうになったらチックと同時には行えずかつより目立たない行動（拮抗反応）を行ってチックが起こらないようにする。機能分析は、チックを維持する方向に作用している要因を明らかにして、それを変えていく。リラクセーション法は、不安を低減させて、チックが起こりにくくする。OCD に対する代表的な認知行動療法である曝露反応妨害法（exposure and response prevention: ERP）もチックに対して行われる。前駆衝動に意識的に曝露しながらチックの出現を妨害することによって、前駆衝動に馴れて反応しにくくなることを目指す。我が国ではこれらを行える施設は限られているが、基本的な考え方は日常臨床で伝えることができる。

（4）薬物療法

　わが国で使用されていてチックに対する効果のエビデンスがある薬物は抗精神病薬であり[4)9)]、アメリカでトゥレット症候群の治療薬として承認されているアリピプラゾールが代表的である。ドパミンシステムスタビライザーであり、効果と副作用のバランスがよく、ヨーロッパのチック症ガイドラインでも推奨されており[9]、わが国の専門医もチック症に対して最もよく使用していたとの報告がある[10]。その他、リスペリドン、ハロペリドールなどもチックに使用されることがある。α_2 アドレナリン受容体作動薬は効果が抗精神病薬に及ばないもののプラセボよりも有効とされる。クロニジンとグアンファシンが含まれ、ADHD を併存するチック症で効果がより期待できるという。エビデンスは不十分であるが、比較的軽症なチック症に漢方薬（抑肝散または抑肝散加陳皮半夏）が使用されることもある。ただし、いずれもわが国では保険適用外である。

〔文献〕

(1) American Psychiatric Association. Diagnostic and statistical manual of mental disorders, 5th edition. American Psychiatric Association; 2013. 高橋三郎他監訳、染矢俊幸他訳『DSM-5 精神疾患の診断・統計マニュアル』医学書院、2014 年

(2) American Psychiatric Association: Diagnostic and statistical manual of mental disorders, 5th edition text revision. American Psychiatric Association; 2022.

(3) World Health Organization: ICD-11 for Mortality and Morbidity Statistics（Version: 01/2023）(https://icd.who.int/browse11/l-m/en)

(4) 金生由紀子「トゥレット症／トゥレット障害」、「持続性（慢性）運動または音声チック症／持続性（慢性）運動または音声チック障害」、「暫定的チック症／暫定的チック障害」『日本臨牀別冊精神医学症候群 I』116-125 頁、126-127 頁、128-129 頁、2017 年

(5) ADHD の診断・治療指針に関する研究会, 齊藤万比古, 飯田順三『注意欠如・多動症─ADHD─の診断・治療ガイドライン第 5 版』じほう、2022 年.

(6) 金生由紀子「ADHD の併存症─不安、うつ、Tourette 症」『脳と発達』54 巻 3 号、161-164 頁、2022 年

(7) Müller-Vahl KR, et al: European clinical guidelines for Tourette syndrome and other tic disorders: summary statement. Eur Child Adolesc Psychiatry 31（3）: 377-382, 2022.

(8) Woods DW, et al: Managing Tourette Syndrome: A Behavioral Intervention for Children and Adults: Therapist Guide, First edition. Oxford University Press; 2008. 金生由紀子、浅井逸郎監訳『チックのための包括的行動的介入（CBIT）セラピストガイド：トゥレット症とのつきあい方』丸善出版、2018 年

(9) Roessner V, et al: European clinical guidelines for Tourette syndrome and other tic disorders-version 2.0. Part III: pharmacological treatment. Eur Child Adolesc Psychiatry 31（3）: 425-441, 2022.

(10) Hamamoto Y, et al: Expert consensus on pharmacotherapy for tic disorders in Japan. Brain Dev 41（6）: 501-506, 2019.

子どもの睡眠障害の治療

馬越秋瀬

秋田大学大学院医学系研究科精神科学講座

三島和夫

秋田大学大学院医学系研究科精神科学講座

はじめに

　小児期にはさまざまな睡眠問題が高頻度に認められる。ここでの睡眠問題とは、睡眠不足や夜型生活などの「睡眠習慣の問題」と、疾患である「睡眠-覚醒障害」の二つを指す。睡眠習慣の問題は必要睡眠時間の長短や朝型夜型傾向などの素因と、養育者のライフスタイルの両者の影響を受ける。睡眠-覚醒障害は疾患であり、適切な治療介入を要する。欧米での疫学調査によると、小児の約 4 分の 1 が、睡眠不足による日中の強い眠気や覚醒困難、夜型の睡眠リズムなど何らかの睡眠習慣上の問題を抱えているほか、不眠症、睡眠時無呼吸症候群や睡眠時驚愕症（いわゆる夜驚）など睡眠-覚醒障害の併存も多い[1]。

神経発達症児における睡眠問題

　神経発達障害では睡眠問題の頻度はさらに高い。多数の疫学調査により、自閉症スペクトラム障害（Autism Spectrum Disorder; ASD）および注意欠如・多動性障害（Attention Deficit/ Hyperactivity Disorder; ADHD）の患児では定型発達児に比較して睡眠問題が高率に併存し、かつ児の精神症状に影響を与えることが明らかになっている[2) 3) 4) 5)]。睡眠問題がある ASD 患

児では社会的コミュニケーション、常同行為、強迫症状、こだわりの問題が起こりやすく、逆に精神症状や社会機能の低下によって、睡眠問題はさらに悪化する。小児期には睡眠不足（睡眠負債）の症状が眠気ではなく、いらいら感、不機嫌、忍耐力の低下、注意の持続困難といった ADHD に類似した認知行動上の変化として現れることが多い。このように、神経発達障害と睡眠問題は併存する確率が高いだけでなく、それぞれの病像に互いに影響し合っている。また、英国で 1991 年〜 1992 年の出生児 1 万 3,488 人を追跡したコホート研究では、小児期における睡眠問題は、思春期以降における精神疾患やパーソナリティ障害の発症と関連していることが示唆されており[6]、精神疾患のリスク要因、前駆症状としても注目されている。

睡眠 - 覚醒障害の診断

　米国睡眠医学会による睡眠障害国際分類（The International Classification of Sleep Disorders –3rd edition-, ICSD-3, 2014）[7] では、症状の特徴や病態から睡眠 - 覚醒障害を大きく 7 群に大別している（表 1）。70 種類以上ある睡眠 - 覚醒障害を鑑別するのは容易ではない。そこで、実臨床で遭遇する可能性の高い疾患をスクリーニングする鑑別診断フローチャートが作成されている（図 1）[8]。睡眠ポリグラフ検査などが施行できない場合でも、各疾患に特徴的な症状をもとにある程度の精度で鑑別できる。以下、代表的な睡眠 - 覚醒障害について、その概要を記載する。症状や疫学の詳細については ICSD-3 をご参照いただきたい[7]。

（1）慢性不眠障害（慢性不眠症）

　小児期から生じて成人期まで持続する不眠症は特発性不眠症と呼ばれ、小児の 1％で認められる。不眠症状とそれによる日中機能障害が週 3 回以上、3 カ月以上持続する場合に診断される。日中機能障害は学業成績不振、情緒不安定、不活発さなど患児によって多様である。発症には素因の関与が大きく、そのほか養育者のライフスタイルや家族関係、生活上の大きな変化などのストレスといった幅広い要因が関連する。概日リズム睡眠・覚醒障害や睡

表 1 ： 睡眠障害国際分類第 3 版による睡眠 - 覚醒障害の分類
（文献（7）から改変して引用）

	代表的な疾患
不眠症 Insomnia	慢性不眠障害 短期不眠障害 その他の不眠障害
睡眠関連呼吸障害群 Sleep Related Breathing Disorders	閉塞性睡眠時無呼吸障害 中枢性睡眠時無呼吸症候群 睡眠関連低換気障害
中枢性過眠症群 Central Disorders of Hypersomnolence	ナルコレプシータイプ 1、タイプ 2 特発性過眠症 反復性過眠症（クライネーレビン症候群） 睡眠不足症候群
概日リズム睡眠 - 覚醒障害群 Circadian Rhythm Sleep-Wake Disorders	睡眠 - 覚醒相後退障害 睡眠 - 覚醒相前進障害 不規則睡眠 - 覚醒リズム障害 非 24 時間睡眠 - 覚醒リズム障害 交代勤務障害 時差障害
睡眠時随伴症群 Parasomnias	■ノンレム睡眠に関連するもの 錯乱性覚醒 睡眠時遊行症 睡眠時驚愕症（夜驚） 睡眠関連摂食異常症 ■レム睡眠に関連するもの レム睡眠行動障害 反復性孤発性睡眠麻痺 悪夢障害 ■その他の睡眠時随伴症 頭蓋内爆発音症候群 睡眠関連幻覚 睡眠時遺尿症
睡眠関連運動障害群 Sleep Related Movement Disorders	レストレスレッグス症候群 周期性四肢運動障害 睡眠関連下肢こむらがえり 睡眠関連律動性運動障害 乳幼児期の良性睡眠時ミオクローヌス
その他の睡眠障害 Other sleep Disorders	環境因性睡眠障害

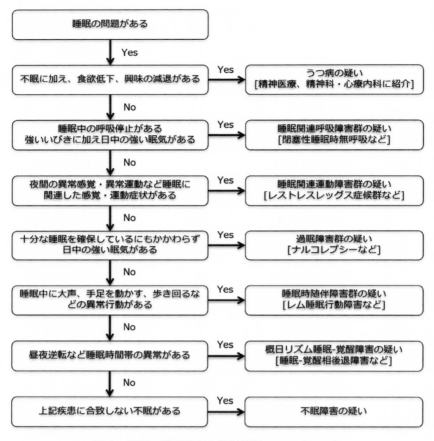

図1　睡眠・覚醒障害の鑑別診断フローチャート

厚労省精神・神経疾患研究委託費・睡眠障害医療における政策医療ネットワーク構築のための医療機関連携ガイドライン班による睡眠障害の鑑別診断フローチャート（8）から一部改変して引用

眠関連呼吸障害など多くの睡眠 - 覚醒障害で不眠症状は認められるため注意を要する。治療は後述する睡眠衛生指導が中心となる。薬物療法としてはメラトニンが主に用いられる（後述）。

(2) 概日リズム睡眠・覚醒障害（睡眠・覚醒相後退障害）

　習慣的な睡眠・覚醒のタイミングが、社会的に許容される時間帯より大きく後退する。いったん入眠すれば睡眠時間は正常もしくはやや長い。そのため登校時刻に間に合わせて起床できず。小学校時代から寝起きが悪いことが多く、遅刻が目立ち、夜型傾向が強まる中高生で症状が悪化する。患児の中には、学校への不適応、いじめ、社交不安などが重畳し、早く起床することを無意識に避けているケースもあり、この障害を複雑なものにしている。治療については後述する睡眠衛生指導、薬物療法の項を参照されたい。

(3) 睡眠関連呼吸障害（閉塞性睡眠時無呼吸症候群）

　睡眠中の上気道の閉塞により、低酸素ストレスから中途覚醒、浅睡眠の増加など睡眠の質が低下する。口蓋扁桃・アデノイドの肥大、鼻閉、肥満、中顔面形成不全や小顎などが要因として挙げられる。小児の有病率は1〜4%である。通常いびきを認めるが、小児期にはいびきをかかない場合もある。睡眠中の発汗、起床時の頭痛などを認める。小児期には日中の眠気を自覚できず、注意障害、多動、不機嫌、易刺激性、学業成績不振などの認知行動上の問題として顕在化しやすい。口蓋扁桃・アデノイドの肥大に対してはアデノイド扁桃摘出を行う。鼻閉などが原因となる軽症例では、血管収縮薬やステロイドの点鼻薬による保存療法が選択される。肥満を伴う場合は、減量指導も併せて行う。重症例では持続陽圧呼吸（continuous positive airway pressure ; CPAP）療法が検討される。

(4) 中枢性過眠症群

　a）ナルコレプシー　　発症は通常5歳以降で、10〜25歳での発症が典型的である。日中の耐え難い眠気や居眠りが基本症状であり、5〜15分程度で自然にすっきりと目覚めるが、数時間すると再度眠気に襲われることを繰り返す。情動脱力発作、睡眠麻痺（金縛り）、入眠時幻覚などのレム関連症状を伴うこともある。情動脱力発作は、強い情動の動きに伴い突然出現する全身性の筋緊張喪失であり、典型例では大笑いなど陽性の強い情動を契機として生じる。小児から情動脱力発作の既往を聴取する場合、それぞれの

年齢に合わせた表現の工夫が重要である。反復睡眠潜時検査（MSLT）で平均睡眠潜時8分以下、入眠時レム睡眠期（SOREM）が5回中2回以上認められることで診断することができ、髄液中のオレキシン濃度が低値（＜110 pg/mL）である場合、未測定でも情動脱力発作を伴う場合はタイプ1とされる。情動脱力発作を認めず、オレキシン濃度が基準値以上あるいは未測定の場合はタイプ2となる。昼休みなどに短時間の仮眠をとることが、午後の眠気を軽減する。日中の眠気に対する薬物療法としてはモダフィニルが第一選択となる。情動脱力発作にはクロミプラミン、ベンラファキシンなどを用いる。

　b）睡眠不足症候群　　生理的に必要な睡眠時間が取れない状態が少なくとも3カ月間、ほとんど毎日認められ、日中の眠気を生じることで診断される。入眠には問題がなく、週末の寝だめが目立つ。前述のように、小児では睡眠不足により ADHD 様の認知行動上の変化を生じることがある。このことが、問題の一次的な原因を分かりにくくすることも多い。日本の小学生の平均睡眠時間は欧米各国と比較して短いことが知られている。中学、高校と進学するにつれ、生活の夜型化により入眠時刻が遅れる一方、登校のために起床時刻はほとんど変わらず、結果として睡眠時間が短縮する。治療では睡眠衛生指導を行う。

（5）ノンレム関連睡眠時随伴症

　深いノンレム睡眠からの不完全覚醒によって生じる覚醒障害として、錯乱性覚醒、睡眠時遊行症、睡眠時驚愕症がある。

　a）睡眠時遊行症（夢遊病）　　深いノンレム睡眠中に生じ、寝床を出て歩き出したり、目的もなく徘徊したりする。通常、深いノンレム睡眠が多い睡眠時間帯の最初の3分の1で起こる。エピソードの終了後に数分間以上、錯乱あるいは混乱したような状態が続く。エピソード中の記憶はない。本症は子どもの20％弱で認められ、8〜12歳がピークとなる。通常は思春期頃に自然に消失するが成人まで持続するケースもある。

b）睡眠時驚愕症（夜驚）　　深いノンレム睡眠中に、突然泣き出す、叫び声をあげるなど、極度の恐怖を示す行動を示す。頻脈、頻呼吸、発汗など、自律神経系の興奮をしばしば伴う。小児での有病率は1％〜数％であり、青年期の初めまでに自然に消失することが多い。

（6）睡眠関連運動障害（レストレスレッグス症候群）

　四肢を動かさずにはいられない強い衝動を訴え、四肢の深い部分で感じる不快な感覚を伴うことが多い。小児例のほぼ半分が腕にも症状があると報告されている。症状は主に夕方から夜間に生じるが、小児例の2/3では日中にも異常感覚を訴える。症状は安静時に悪化し、動かすことにより改善する。海外の研究では、欧米の小児での有病率は2〜4％と報告されているが、日本人では大人と同様に、より低い可能性がある。ADHD児では本症の合併が多い[9]。その理由として、本症の病因として鉄欠乏によるドパミン機能低下が推定されており、ADHDの病態メカニズムと一部共通していることが挙げられる。

治療——睡眠衛生指導

　薬物療法の前に、睡眠衛生指導を行うことが治療の原則である[10]。以下に睡眠衛生指導のポイントを挙げる。

（1）起床時刻を一定にする

　平日の睡眠不足を解消するため、週末の起床時刻を遅らせ、寝だめをする子どもは多い。しかし、概日リズム位相を前進させる午前中の自然光に暴露する機会が減るため、夜型傾向がさらに悪化し、休み明けの朝の目覚めは悪くなる。必要睡眠時間を7日間に均等に分散し、平日と休日の睡眠習慣のばらつきを小さくするように指導する。夜型傾向の強い子どもは、昼間は眠気があるが、夜半にはむしろ目が冴えて早寝ができない。このため、まずは起床時刻を一定にし、「早寝→早起き」ではなく「早起き→早寝」から始める。午前中の光による朝型化効果は、起床後2〜4時間前後がピークで、約8時

間後には消失してしまう。そのため、週末も平日と同じか、せめて1時間程度の寝坊で一旦起床し、午前中は窓辺など明るい場所で過ごさせる。

（2）適度な運動と朝食

　朝食をしっかりとることは、朝の目覚めを促す効果がある。また日中に運動等の身体活動に取り組むことは、中途覚醒を減少させ、熟眠感を向上させる。一方で就寝直前の激しい運動や夜食は控えた方がよい。エナジードリンク等のカフェイン摂取にも注意が必要である。

（3）上手な午睡の取り方

　睡眠のリズムが整うまで通常3週間程度を要する。それまでの間は睡眠不足が続くことになる。先述のように眠気は休日の寝だめではなく、午睡で解消するように指導する。午後遅い時間に午睡をすると寝つきが悪くなるため、午後3時前までに終えるようにする。長く寝るほど深い睡眠段階に移行し夜の睡眠に影響する。また午睡から目覚めた後に眠気や倦怠感が残るため、アラームをセットするなどして20分以内を目安とする。

（4）夜間の照明の工夫

　室内照明、携帯ゲーム機、スマートフォン、パソコン等からのブルーライトが、メラトニン分泌を低下させ、夜型傾向を強めることが知られている。夜間は暖色系照明や間接照明を用い、照度を絞るように指導する。また、入眠2時間前以降のブルーライトへの暴露を避けることが厚生労働省より推奨されている。

（5）睡眠リズムの整え方

　睡眠 - 覚醒リズムがあまりにも不規則な例では、まず目標とする睡眠時間帯をおおまかに設定し（この時点では睡眠相が後退していてよい）、目標睡眠時間帯に「眠る努力」をするのではなく、それ以外の時間帯に「眠らない努力」をさせる。睡眠時間が目標睡眠時間帯に集約されてきたら、1週間に30分〜1時間のペースで睡眠相を前進（あるいは後退）させる。入眠時刻

は自然な眠気に任せ、起床時刻を整えることに注力させる。

治療——薬物療法

　睡眠衛生指導や行動療法的治療を実施しても睡眠問題が改善しない場合、睡眠不足症候群、睡眠関連呼吸障害、レストレスレッグス症候群などの鑑別診断を再度行う。メチルフェニデートによる入眠困難や、グアンファシン・アトモキセチンによる傾眠や鎮静など ADHD の治療薬の副作用としての不眠症状、過眠症状にも留意する。その後に、薬物療法が考慮される。子どもに適応となる睡眠関連薬剤は海外においても少ない。以前はベンゾジアゼピン系睡眠薬などが使用されていたが、依存性や耐性の問題のため、徐々にメラトニン受容体作動薬やオレキシン受容体遮断薬が用いられるようになった。本邦では 2020 年にメラトニン（メラトベル®）が、小児期（6 歳から 15 歳）の神経発達症に伴う入眠困難の治療薬として承認された。概日リズム睡眠 - 覚醒障害に対するメラトニン・メラトニン受容体作動薬（ラメルテオン）の分割投与、神経発達症に伴う過眠症状に対するアリピプラゾールの就寝前投与の有効例が症例報告されているが、適応外処方であるほか、メラトニンの投与時刻の設定には専門知識を要すること、アリピプラゾールについてはエビデンスレベルがまだ十分ではないことに留意する。

〔文献〕

(1) Owens, J.A., Update in pediatric sleep medicine. Curr Opin Pulm Med, 2011. 17（6）: p.425-30.
(2) Kim, H., et al., Subjective and objective sleep alterations in medication-naive children and adolescents with autism spectrum disorder: a systematic review and meta-analysis. Epidemiol Psychiatr Sci, 2023. 32: p. e48.
(3) Petruzzelli, M.G., et al., Subjective and Electroencephalographic Sleep Parameters in Children and Adolescents with Autism Spectrum Disorder: A Systematic Review. J Clin Med, 2021. 10（17）.
(4) Lugo, J., et al., Sleep in adults with autism spectrum disorder and attention deficit/hyperactivity disorder: A systematic review and meta-analysis. Eur Neuropsychopharmacol, 2020. 38: p. 1-24.

(5) Bondopadhyay, U., U. Diaz-Orueta, and A.N. Coogan, A Systematic Review of Sleep and Circadian Rhythms in Children with Attention Deficit Hyperactivity Disorder. J Atten Disord, 2022. 26 (2) : p. 149-224.

(6) Morales-Munoz, I., M.R. Broome, and S. Marwaha, Association of Parent-Reported Sleep Problems in Early Childhood With Psychotic and Borderline Personality Disorder Symptoms in Adolescence. JAMA Psychiatry, 2020. 77 (12) : p. 1256-1265.

(7) ICSD-3, International classification of sleep disorders, 3rd edition (ICSD-3). American Academy of Sleep Medicine, Darien, IL, 2014.

(8) 田ヶ谷浩邦 、清水徹男「一般医療機関における睡眠障害スクリーニングガイドライン」『睡眠医療』267-270 頁、ライフ・サイエンス社、2008 年

(9) Cortese, S., et al., Restless legs syndrome and attention-deficit/hyperactivity disorder: a review of the literature. Sleep, 2005. 28 (8) : p. 1007-13.

(10) ADHD の診断・治療指針に関する研究会（齊藤万比古 , 飯田順三）編 『注意欠如・多動症 -ADHD- の診断・治療ガイドライン　第 5 版』じほう、東京、2022 年

米国の児童思春期精神科事情

廣田智也

カリフォルニア大学サンフランシスコ校

はじめに

　米国での児童思春期精神科の事情を書くにあたり、以下のように構成する。まず、米国では児童思春期精神科医として独立するためにどのようなトレーニングを受けるのかについて、米国の研修制度について簡単にまとめる。次に、複雑化する米国の実臨床において重要な点を挙げる。なお、字数の制限上、臨床に関連する全ての事柄を取り上げることはできない。また、筆者の記述は筆者の経験に著しく影響されており、米国と記載している箇所はカリフォルニア州、または勤務先近隣の事情、と読み替えていただくほうがよいかもしれない。

米国の児童思春期精神科研修

（1）研修制度

　米国での医師の卒後研修は、米国卒後医学教育認定評議会：Accreditation Council for Graduate Medical Education（ACGME[1]）によって厳密に設定・管理されている。各研修プログラムはこの ACGME の定める基準を満たさなければ、認定研修施設から外れる。非認定研修施設には研修医は応募しないため（次の研修に進む際も、専門医を申請する際も、認定された機関での

研修終了が必要とされるため）、研修内容の質・量の担保の確保が各プログラムには必須である。このような制度のもとで、児童思春期精神科トレーニングを受けるためには幾つかの道のりがある[2]。

1つ目は、一般精神科研修プログラム（Residency）終了後に児童思春期精神科の専門研修（Fellowship）に申し込む方法である。これが伝統的、最も一般的な道のりで、4年間の residency の後に2年間の fellowship を取る。児童思春期の fellowship に進む場合、一般精神科研修を4年間から3年間に短縮し、全てのトレーニングを計5年間で終えることも可能である（Fast-track と呼ばれている）。この道程を経る場合、一般精神科の研修と児童思春期精神科の研修を受けるプログラムは同一である必要はない。参考までに、筆者は、一般精神科研修をテネシー州の Vanderbilt 大学で、児童思春期精神科研修を University of California San Francisco で行った。

2つ目は、一般精神科と児童思春期精神科の研修が統合され、計5年間の研修を同じプログラムで受ける Integrated program という道のりである。これは、卒後研修に申し込む際にこのプログラムを選ぶ必要がある。この道のりでは、一般精神科の研修の終了を待たずに、卒後早期から児童思春期の研修を一般精神科の研修に織り交ぜて受けることができる（例：1年目に数ヵ月間の児童思春期精神科病棟の研修）。

3つ目は、Triple board プログラムと名付けられ、一般小児科、一般精神科、児童思春期精神科の研修を計5年間で受ける道程がある。このプログラムを卒業後は、上記3つの専門医の認定試験を受験することが可能である。その他、小児科の研修を終了後に児童思春期精神科の専門医を取得したい場合、3年間で一般精神科と児童思春期精神科の研修を受け、専門医試験の受験資格を得ることができる道程（Post Pediatric Portal Program）も存在する。

（2）研修内容

2年間の研修期間の内容は ACGME に厳格には規定されておらず、各研修プログラムにより違いはあるものの、ほとんどのプログラムで、急性期（入院治療または入院治療に準じた施設での治療）、外来（1年以上。専門外来を含む）、小児病院でのリエゾン・コンサルテーション、学校でのメンタル

ヘルス、地域（この場合、社会経済的に困窮しているこどもや家族を対象にすることが多い）でのメンタルヘルス、小児神経（1ヵ月）は必須であり、自閉スペクトラム症や摂食障害、依存症などの専門外来や、臨床研究を研修期間内に経験することができるプログラムも存在する。どのローテーションでも必ず指導医が存在し、研修医（児童思春期の精神科専攻医）単独で診療を終結することなく、指導医に相談し、方針決定の責任は指導医にある。研修は各ローテーションの中間時点と終了時点で指導医と研修における到達目標の振り返りを行い、また指導医よりフィードバックを受ける。指導医からの公式な評価は匿名で電子媒体にて行われる。フィードバックは、上記の電子媒体での評価に加え、口頭でも必要に応じて行われる。診察後すぐに行う具体的なものに加え、（例：こどもに面接する際のことばづかいや間の取り方、面接の流れについて）、総合的な振り返り（例：治療チーム内での協調性やリーダーシップ、学生への教育についての評価など）も含む。

　なお、専攻医には2年間の研修期間での到達目標（マイルストーン[3)]）が多領域において設定されており、これらマイルストーンの到達状況の評価については、年2回、研修委員会の教員により行われる。マイルストーンの領域には、例えば、専門家としてのモラルや能力、診断に至るための知識と論理的な思考、心理療法の経験と技術、薬物療法の経験と技術、チームにおける役割と信頼、などである。各領域において10段階評価がなされ、研修医（専攻医）は評価時期ごとに到達度が向上していることが期待される。マイルストーン到達度の著しい遅れや指導医や他のスタッフから研修態度や技能について繰り返し指摘がなされる場合、該当研修医はプログラムの責任者と話し、状況に応じて、プログラム責任者は該当研修医に対して特別措置を取る必要がある。これは、改善点を明確にする（例：カルテは7日以内に完成させる）、各指導医に合理的な配慮を依頼する（例：該当研修医の技能や知識の習得へのフィードバックを毎週行う）などを含む。

　上記の臨床研修に加え、週に半日は講義を受ける。講義は、神経科学の基礎的な分野から精神病理や各疾患についての臨床トピックなど多岐にわたる。さらに、精神療法のスーパービジョン（認知行動療法、家族療法など）を受けることも可能である。

米国の児童思春期精神科での実臨床とコツ

　これまで研修制度や研修内容についてまとめたが、研修を終えた児童思春期精神科医が実臨床と診療で心がけていること、さらに臨床のコツについて、ここでは一般的な児童思春期精神科臨床の領域で述べたい。なお、各疾患に特化した臨床のコツは膨大であり、また既に他章または他書に情報源が存在すると予想する。そのため、ここでは、多様性が著しく、複雑な医療システムを持つ米国において特徴的な臨床場面での重要な心がけについて幾つか焦点を絞って記載する。

（1）多職種チームでどう生きるか

　米国では専門家の細分化が著しい。これは精神科、児童思春期精神科領域でも当てはまる。精神病の急性期治療であっても、全般性不安障害の外来治療であっても、1人の治療者が目の前の患者さんに必要なすべての治療・介入を提供するという診療スタイルは著しく減少しており、特に大学や臨床研究の盛んな施設では、自身以外の他の治療者が何らかの形で関わっていることがほとんどである。米国では日本ほど診断・治療における権限が医師に独占されておらず、そのため権限をもつ専門家同士がある程度の役割分担をしつつ治療を協同する症例が非常に多い。ここで難しくなるのが、「ほどよく」役割分担するということである。これは、自分が行わない、または行うことができない診断や治療を他の専門家に押し付けて無関心、という役割分担では決してなく、自身の守備範囲以外の領域に対しても知識を持ち、そのうえで該当領域の専門家に委ね尊重する、という形での多職種での関わりである。例えば、米国では心理士が行える臨床権限が日本に比べ多い。精神疾患の診断を下し、精神療法（例：認知行動療法）を医師が介在せずとも行うことができる。この場合、重症な症例に対して薬物療法が必要か否か、についての判断、紹介は心理士の知識に大きく左右される。別の例では、境界性人格障害で自傷の頻繁な患者さんに対して薬物療法の効果と限界を理解し、適切なタイミングで弁証法的行動療法（DBT）を専門にする心理士に紹介する知

識を精神科医は持ち、DBT の必要性について該当領域を専門とする心理士と協同して働く能力を持つことが必須である。この心がけなしでは、みせかけの多職種協同となり、船頭多くして船山に登る、といったことになり得る。専門家は自分の専門内の知識・技術への熟知はもちろん、他の専門家の守備範囲や役割を理解し（少なくとも理解を示し尊重し）、その上で自身の専門性を発揮しなければならない。

（2）コンサルタントとしての振る舞い方

　コンサルタントとしての役割は、米国での専門家の業務である。これは医療に限らず、ビジネスの世界においても同様である。そして、専門家はコンサルタントとしてクライエント（これは、児童思春期精神科医の世界では、患者さん本人であったり、家族であったり、他の精神科医であったり、小児科医であったりする）の依頼に対して、自身の持つ専門知識をもとに適切な助言をすることが求められている。児童思春期精神科においてコンサルタントは無数に存在する。これは、画像診断で注意欠如多動症や自閉スペクトラム症の診断を行う、という外来コンサルタントといった科学的根拠が確立していないものから、自閉スペクトラム症の補完代替医療の有効性の評価（例えば、苛立ちに対する N-acetylcysteine）といったエビデンスに多少裏付けされたもの、そしてより正統派の院内コンサルタント（主には小児科チームから小児病棟や外来の患者さんで心理・精神的な症状や困難を抱えるこどもの相談：この場合、コンサルテーション・リエゾンと言うほうが正しいかもしれない）まで多種多様である。

　コンサルタント業務を専門家が行う上で最も重要な点は、依頼者にとって利益となる情報を提供することである。つまり、科学的根拠が乏しいがコンサルタントが信仰する知見は提供するべきでない。さらに、依頼者にとって利益となるためには、実現可能性を考慮する必要があり、単純に教科書や論文に書いてあるような最新の知見や治療法を羅列した情報を提供するということではない（残念ながら往々にしてこのようなコンサルタントが存在する）。それが個々の患者さんとその家族にとって居住地域でアクセス可能か、経済的負担はどの程度か、待機リストはどの程度長いか（資源はあるものの

１年待ち、というようなものを提供することの意義は薄れるだろう）、といった事項をふまえて最適な情報提供をできることが求められる。さらに、コンサルタントはひとり勝ちしてはいけない。多職種チーム、また医療におけるチームを常に意識し、コンサルタントとしての役割の１つに、主治医、主治医チームが仕事をしやすくなるための情報提供をしなければならない。院内や外来コンサルテーションでは、主治医・主治医チームが患者さんとより円滑に働けるような助言をすることは、コンサルタント（コンサルテーション・リエゾンが適切な役割だろう）の重要な役割である。

（3）明らかに自分と「違う」相手とどう付き合うか

　人種、民族、宗教、言語、価値観も多様な米国において、児童思春期精神科領域はわからないことの連続である。これらは子育てや家族としての機能、こどもの発達、メンタルヘルスに対しての概念に少なからず影響するため、児童思春期精神科臨床では個々の症例を形式化（フォーミュレーション）する際に、また治療的関係を構築し伴走していくために切り離せない要素である。明らかに治療者自身と相手が「ちがう」場合、専門家としての我々は臨床場面でどうするべきだろうか。これは米国に限らず、比較的人種・民族・言語的背景が均質な日本での臨床現場でも起こり得る。非常に難しいことだと今も感じる。端的なコツはないが、わからないことは素直に聞く（聴く）の原則に従い、相手に教えてもらうことは重要である。専門家としての児童思春期精神科医の役割は、専門的な知識や技術の提供だけではなく、判断に至るために重要な情報を「専門的に」集めることも含まれている。専門的に情報を集めるためには、聞き方（聴き方）のトレーニングは必要である。「ねえ、それについてもう少し教えてよ。」と、こどもに対してお願いするときも、「あなたがたの育った地域では、こどもの悲しい気分や不安といったメンタルヘルスの不調に対してどのように捉えられていましたか？」と、保護者に対して質問するときも、前後の面接の文脈を踏まえた上で、適切な間で適切な声のトーンで行う必要がある。

（4）増大するエビデンス：どのように知識をアップデートするか

　米国の児童思春期精神科医のほとんどは学会（アメリカ児童思春期精神医学アカデミー：AACAP）が発行している診療指針（AACAP practice parameter[4]）を中心に臨床知識のアップデートを行っていると予想する。これは、学会の各委員会に所属する専門家たちが、トピック毎に最新の疫学、症候学、診断評価、治療、予後などについて文献を系統的に検索し、臨床家に有益な情報をまとめたものである。診療指針にはそれを指示するエビデンスレベルも併記されているおり、多忙な臨床家の信頼できる情報源である。しかしながら、改定は不定期であり幾つかの分野では情報が古く、これらに関しては個々人で知識をアップデートする必要がある（他科で頻繁に用いられる UpToDate は児童思春期精神科でも有用な情報源である）。専門医の更新にも定期的な知識のアップデートが求められている。2022 年より、これまで伝統的に施行されてきた 10 年ごとの専門医更新試験の代替として、3 年ごとに定められた量の文献（文献は AACAP の発行する Journal of American Academy of Child and Adolescent Psychiatry という質の高い雑誌より選別される）を読み、各文献に関する設問に答えることで専門医を更新することが可能となった[5]。

〔参考文献〕

1）https://www.aacap.org/AACAP/Medical_Students_and_Residents/Residents_and_Fellows/Child_and_Adolescent_Psychiatry_Training.aspx
2）https://www.acgme.org/globalassets/pfassets/programrequirements/405_childadolescentpsychiatry_2023.pdf
3）https://www.acgme.org/globalassets/pdfs/milestones/childandadolescentpsychiatrymilestones.pdf
4）https://www.aacap.org/AACAP/Resources_for_Primary_Care/Practice_Parameters_and_Resource_Centers/Practice_Parameters.aspx
5）https://www.abpn.com/maintain-certification/article-based-continuing -certification-abcc-pathway/

子どもが自殺で亡くなった際のケアについて

二宮貴至

浜松市精神保健福祉センター

はじめに

　わが国の若年層における自殺者数は高止まりしており、特にコロナ禍以降、学生・生徒の自殺者数は顕著な増加を示している[1]。子どもの自殺は、遺された人々に長期にわたる様々な心理的な影響を及ぼす。痛ましい体験のなかでの、群発自殺や二次被害を防ぐことが最も重要であり、学校関係者や支援者には遺族への支援と子どもたちのこころを守るための適切な対応が必要となる。本稿では子どもの自殺が起きた場合に学校コミュニティに生じる心理反応と、望ましい対応方針について述べる。

遺された人に生じる心理反応

　災害や事件・事故後に生じる、トラウマ反応、悲嘆反応、適応障害が、子どもの自殺がおきた場合にも同様に生じる[2]。以下に示す症状は相互に絡み合い、二次被害はそれらを悪化させる。

（1）トラウマ反応

　トラウマ反応は、再体験、過覚醒、麻痺、解離、回避などを背景として多彩な症状を示し、幼児期から少年期前期にかけては退行症状や分離不安、少

年期中期から思春期前期にかけては、興奮や粗暴な振る舞いといった行動化を認める。また思春期以降では、成人と同様、抑うつ的な表れにもなる。

（2）悲嘆反応

　短期的には自責感や怒りの感情として表出されやすい。災害等でみられるサバイバーズ・ギルト（Survivor's guilt）と同様に「気づいてあげられなかった」といった言葉で表現される。誤った情報の拡大はこうした感情をあおり二次被害につながる。学校関係者も自分自身の悲嘆反応を自覚する必要がある。悲嘆のプロセスは様々なモデルが提唱されており、悲嘆反応を理解する上で大変参考になる[3]。一方で、悲嘆反応は故人と共に過ごした時間と記憶に呼応する、その人固有の感情や想いであり、全ての人が同じわけではないため、後述のとおり自死遺族への対応には配慮すべきである。

（3）適応障害

　故人が亡くなったことの影響によって家庭生活や学校生活に大きな変化が生じて適応障害となり、子どもの場合には様々な身体症状や不登校といった現れとなる。

（4）二次被害

　うわさ話や誤った情報の拡散が子どもの不安や自責感を高め、大人の動揺が子どもの安心を損なう。マスコミ取材は日常を侵襲し、詳細な報道は群発自殺の可能性を高める。学校と教育委員会が協力して一貫した情報発信に努める。

　以上の反応の多くは関係者の適切な対応によって自然に回復することを関係者に周知し、回復を促進する因子を強化し、妨げる因子を少なくすることで学校と家庭に安心と安全を確保していく（表1）。

表1　子どもの自殺の際の適切・不適切な対応

自然回復を促進する因子	自然回復を妨げる因子
・二次被害からの保護	・適切な対応や援助の遅れ
・学校生活の適正な再開	・学校環境の悪化
・正確な情報	・喪の作業の欠如
・生徒からの要望、質問	・うわさや心ない報道
に対する迅速な回答	・孤立
・心理的な変化に対する情報と教育	・意に反する取材活動
・相談先の明示	・警察、学校による事情調査

子どもを亡くした遺族の支援

（1）遺族がおかれる状況

　自殺に対する社会的な偏見はいまだ根強い。自死遺族は周囲の言葉や態度で傷つき、親族にも自殺と言えず、地域社会からも孤立しやすい。関係者は遺族がおかれるこういった状況を理解し、遺族の立場に寄り添った言動を心がける必要がある[4]。

（2）遺族の心理

　当初はショック状態で、関係者から伝えられたことも覚えていない場合も多い。「学校のせいでこうなってしまった」といった感情は、「私のせいでこうなってしまった」という自責感や罪悪感と一体かもしれない。自死遺族の悲嘆反応は遷延化しやすい。アイデンティティの崩壊、死に対する著しい不信感、故人を思い出させる物事の回避、死に関連した激しい感情的苦痛(怒り、恨み、悲しみなど)、社会復帰の困難（友人との関わり、興味の追求、将来の計画などの問題）、感情の麻痺、人生は無意味だと感じる、強い孤独感などが長期に続く場合は遷延性悲嘆症が疑われる。

　悲嘆反応にみられる様々な感情は波のように寄せては返すと表現され、こうした揺らぎについては、Stroebe らが死別の二重過程モデルとして示している。このモデルでは悲嘆に暮れる個人が、喪失志向と回復志向の二つの要

素に直面したり回避したりする動的で調節的な「揺らぎ」を死別の適応的プロセスとして定めている[5]。

（3）基本的対応

　学校関係者は遺族の状況を把握し、協力していく姿勢を示し、信頼関係の構築を優先する。そのうえで自殺の事実を子どもや保護者に伝える了解をとるが、死因を事故死にしてほしいといった希望は尊重する。遺族のペースに合わせる形で連絡を取り合い、「どんなことでも知りたい」という悲嘆のプロセスにかなう要望に対しては、学校側が把握した故人の状況を積極的に提供する。

　持続的な悲嘆が、日常生活に影響を及ぼ場合は、相談機関への紹介が望ましい。一方で「遺族には精神的ケアが必要である」との決めつけや押しつけは二次被害につながる可能性がある。ラポール形成のため、遺族の感情に寄り添いコミュニケーションを維持することが重要である。そのうえで希望に応じて各地の精神保健福祉センターで実施している自死遺族相談や自助グループを紹介する。

子どもたちのこころを守る

（1）基本的対応

　学校と家庭での安心の確保が目標となる。指導の場である学校の場を、傾聴、受容、共感の関わりの場へと明確に切り替える。叱咤激励は子どもの相談を妨げることになる。関係者すべてが時間をかけて子どもの気持ちを傾聴し、動揺を受けとめ、ハイリスクな子どものゲートキーパーとならなければならない。「いつでも相談してほしい」という明確なメッセージを発信し、方法・場所も明示して、相談できる機会を保証する。

（2）事実の伝え方

　目の届く範囲の集団に、事実を誠実に説明し、子どもたちの反応を受けとめる。先生の感情表現は、子どもたちの表現にもつながる。死のイメージを

明確に持っている子どもは少数であり「死んでも会える」と思っている場合
や、現実感を持つまでに時間がかかる場合もある。死に直面したことのない
子どもは、亡くなった事実の告知、学校にいるはずの人がいない現実、教師
や同級生が悲しむ姿、葬儀の雰囲気、遺体への対面などを通じ、自分の体験
として「死」のイメージを取り込んでいく。そうしたプロセスも受容と共感
の姿勢で寄り添う。

(3) カウンセリングの対象者

　カウンセラーと先生が共同でケア会議を開き、特に見守りが必要な子ども
について情報を共有する。対象者のこころと身体の反応をモニターし、積極
的にカウンセリングにつなぐ（表2）。

(4) カウンセリングと心理教育

　カウンセリングでは安心して自分の気持ちを表現できるように、判断をは
さまず子どもが感じた気持ちを言葉のまま引用し、共感の姿勢を示す。また、
起こりうる心理反応や二次被害について説明し、呼吸法や筋弛緩法といった
対処法を教える。資料を用いた心理教育はセルフケアを強化できる。子ども
が気持ちを言語化できない場合やトラウマを疑う子どもの場合は、無理に話
を引き出すことは避け、トラウマや悲嘆反応、セルフケアに関する心理教育
を行う。保護者や周囲の情報も収集し、PTSDが疑わしい場合は専門機関へ
の紹介を検討する。以前から精神科を受診している子どもが影響を受けてい
る場合は保護者と協力して医療機関への情報提供を行う。

(5) 悲嘆の作業

　亡くなった生徒の机、持ち物、掲示物などの取扱いについて、子どもたちと
話をしながら決める。子どもたちが主体的に「自分が関わった」という気持ち
が、悲嘆の援助（喪の作業）になりうる。月命日や四十九日、一周忌などつい
て、儀式的なことが気持ちの変化に対して有用であることを伝える。亡くなっ
た生徒のことを忘れるのではなく、こころに故人のイメージを持つ大切さや「亡
くなった友人と一緒に卒業する」ことの意味などを、子どもたちと考える。

表2　カウンセリングの対象者

①トラウマを体験した疑い
・現場を目撃した
・いじめを背景に詳しい調査・事情聴取を受けた
　など
②亡くなった生徒との関係
・親しい友人、兄弟姉妹、親戚
・同じ集団に属していた（クラス、部活動、委員会、生徒会等）
　など
③影響の受けやすさ
・自殺企図歴（自殺念慮やリストカットなど）がある
・以前から養護教諭やカウンセラーに相談している
・最近身近な人を亡くしている
・精神科を受診している
　など

学校の場をケアする

　学校や教育委員会は非常事態であることを認識し、校長をリーダーとして職員全員で適切な対応ができる体制を整える。文部科学省が定めた「子どもの自殺がおきたときの緊急対応の手引き」[6) 7)]等をもとに役割分担を決めチームで対応を進める。各地の精神保健福祉センターが行うCRT（クライシスレスポンスチーム）[8)]やスクールカウンセラーなど学校外資源に援助を求め、PTAとも協力して支援の計画を作成する。

（1）情報共有と発信

　情報を集約し、学校の対応も時系列に記録する。伝達する情報を職員全体で共有し、生徒や保護者へ適切に発信することで二次被害を防ぐ。職員間の情報共有は学校の連帯感を高める。マスコミ対応では校長から正確な情報を発信し、二次被害を防止するための協力を仰ぐ。

（2）こころのケア計画の作成

　心理教育に関する計画と対象者の相談計画（スケジュール）を作成する。クラスや保護者会などで生徒や保護者への心理教育の機会を確保する。学校配置のカウンセラーは長期支援となるケースを割り当て、緊急配置のカウンセラーにはアセスメントや短期対応が見込まれるケースを割り当てる。また、1人の生徒に同じカウンセラーが対応するようにスケジュール調整を行う。

（3）保護者への対応

　遺族の同意のもと、速やかにお悔やみを文書で伝え、学校の対応や今後の予定を保護者に伝える。保護者会等で子どもに起こりうる心理反応と対応方法について心理教育を行い、二次被害を防止するための協力を仰ぐ。子どもや保護者の相談方法を学校内・校外ともに周知する。

（4）マスコミへの対応

　WHOが作成した自殺に関する責任ある報道：すぐわかる手引（クイック・レファレンス・ガイド）[9]などを用い、自殺を誘発する可能性がある報道を控えるように依頼する。教職員、保護者、関係機関が一体となってマスコミに働きかけることが重要である。

（5）教職員へのサポート

　クラス担任や部活動顧問などは遺族対応と同時に生徒や保護者の対応を行うため、バーンアウトのリスクも高くなる。支援の統括者となる養護教諭もハイリスクである。定期的に教員間で情報や課題を共有する場を設けて学校内での孤立を防ぎ、ハイリスク者はカウンセラーと定期的面談を行うなどの機会を作る。

おわりに

　本稿で述べた内容は理想型であり、実際の事案では、いかにあるべき支援に近づけられるかのせめぎ合いになる。そのため、事前に緊急時の学校や関

係機関の役割分担を明確化し、迷いなくケアを実践するための研修を行っておく必要がある。平時の児童生徒と教職員への自殺予防教育 [10] [11] が欠かせないことは論を俟たない。

〔文献〕

(1) 厚生労働省「学生・生徒等の自殺の分析：令和4年版自殺対策白書」2022年10月〈https://www.mhlw.go.jp/content/r4h-2-3.pdf〉

(2) 藤森和美「学校への危機介入」（金吉晴編）『心的トラウマの理解とケア第2版』じほう、東京、183-209頁、2006年

(3) 坂口幸弘『悲嘆学入門』昭和堂、京都、2010年

(4) 自殺対策推進センター「自死遺族等を支えるために～総合的支援の手引」2018年11月〈https://www.mhlw.go.jp/content/000510925.pdf〉

(5) M. Stroebe and H. Schut：The dual process model of coping with bereavement: rationale and description.Death Stud 1999 Vol. 23 Issue 3 Pages 197-224

(6) 文部科学省「子どもの自殺が起きたときの緊急対応の手引」〈http://www.mext.go.jp/b_menu/houdou/22/04/__icsFiles/afieldfile/2010/11/16/1292763_02.pdf〉

(7) 福岡県臨床心理士会『学校コミュニティへの緊急支援の手引き（第3版）』金剛出版、東京、2020年

(8) 全国CRT標準化委員会：CRT（クライシスレスポンスチーム）ホームページ〈http://www.crt.p4q8.net〉

(9) 世界保健機関（自殺総合対策推進センター訳）「自殺対策を推進するためにメディア関係者に知ってもらいたい基礎知識」〈https://jscp.or.jp/assets/pdf/Preventing_suicide_resource_for_media_2017_Jpn.pdf〉

(10) 文部科学省（児童生徒の自殺予防に関する調査研究協力者会議）「子供に伝えたい自殺予防（学校における自殺予防教育導入の手引）」2014年7月〈https://www.mext.go.jp/component/b_menu/shingi/toushin/__icsFiles/afieldfile/2014/09/10/1351886_02.pdf〉

(11) 文部科学省（児童生徒の自殺予防に関する調査研究協力者会議）「『教師が知っておきたい子どもの自殺予防』のマニュアル及びリーフレットの作成について」2009年3月〈https://www.mext.go.jp/b_menu/shingi/chousa/shotou/046/gaiyou/1259186.htm〉

青年期におけるインターネットゲーム障害

古川愛造

医療法人十全会聖明病院

はじめに

　テレビゲームは子どもたちの遊具として数十年前から普及してきた。子どもたちがテレビゲームに多くの時間を割かれ、勉学や日常生活に悪影響が出ることは、昔から多くの親たちにとって頭の痛い問題であった。近年、インターネットとスマートフォンの普及によってゲームは劇的に進化した（静岡県では、現在、高校生の99.5％、中学生の81.3％、小学生の43.4％がスマートフォンを所有）。対戦が、従来の個人プレイから、複数のプレイヤーのチームプレイとなり、ラスボスを倒せば終わっていたゲームがエンドレスに続くようになった。現在のゲームは、ゲーム内での地位やランキングの向上、他のプレイヤーとのチームワークの形成、ライバルとの競争ができる仕組みになっている。また、色々な課題を解くことで報酬が得られることで満足感を得られ、ガチャと呼ばれるルーレットを廻し様々なアイテムを獲得することで射倖心を得られ、ゲームに熱中することで、現実から逃避できる。

　現在では、ゲームに関係する嗜癖は「行動嗜癖」という新しい嗜癖問題としてとらえられている。アルコールや薬物等の物質に対する嗜癖と比較して、行動に対する嗜癖という概念は、専門家の間でも未だ目新しく耳慣れないものである。もともと物事に熱中しやすい人や自己評価の低い人、孤独感を感じている人が、ゲーム内でストレスを解消し、満足感を得ることに夢中にな

表 1. WHO（世界保健機関）が 2019 年 5 月国際疾病分類の改訂において、新国際疾病分類「ICD-11」に「ゲーム障害」を精神疾患として採択した。

項目	内容
1	持続的または再発性のゲーム行動パターン（インターネットを介するオンラインまたはオフライン）で、以下のすべての特徴を示す。
a.	ゲームのコントロール障害（例えば、開始、頻度、熱中度、期間、終了、プレイ環境などにおいて）。
b.	他の日常生活の関心事や日々の活動よりゲームが先に来るほどに、ゲームをますます優先。
c.	問題が起きているにも関わらず、ゲームを継続またはさらにエスカレート（問題とは例えば、反復する対人関係問題、仕事または学業上の問題、健康問題）。
2	ゲーム行動パターンは、持続的または挿話的かつ反復的で、ある一定期間続く。（例えば、12 か月間）
3	ゲーム行動パターンは、明らかな苦痛や個人、家族、社会、教育、職業や他の重要な機能分野において著しい障害を引き起こしている。

るあまり、日常生活に支障を来たすことが生じ易い。そして、生活が上手くいかないストレスをインターネットゲームで再度解消しようとする悪循環に陥る。すなわち、心理的素因、ストレス、高リスク環境、ゲームに触れる機会の多寡等の因子を持つ脆弱な個人は、習慣的で自己破壊的なゲームの行動パターンに陥りやすい。こうした行動にはギャンブル障害や物質使用障害といった疾患と同じ特性が数多く指摘されている。すなわち、ゲームを「やめたくても、やめられない」状態であり、特に自らのゲーム使用を自己制御できない状態の人は、インターネットゲーム障害（Internet gaming disorder）と診断される[1][2]。

米国精神医学会により監修された DSM-5（Diagnostic and Statistical Manual of Disease 第 5 版）では、インターネットゲーム障害は将来的に正式な疾患になるになる可能性があるが、現時点では「更なる研究」を要する疾患として位置づけられている。一方、2018 年 6 月に公表され、2022 年 1 月に適用された ICD-11（国際疾病分類 第 11 版）に「ゲーム障害」が収載され、初めてゲーム使用の疾患が診断分類として認知されるに至った（表 1）[3]。

インターネットゲーム障害が及ぼす悪影響として、生活習慣の乱れを原因

表2. インターネットの利用によって減少した時間
（静岡県教育委員会「令和3年度学校対象調査」より）

	小学校	中学校	高等学校
睡眠	13.5%	34.5%	41.0%
自宅での勉強	13.0%	32.5%	35.0%
読書	15.2%	23.0%	20.1%

とする、心身の健康面の問題として、眼精疲労、視力低下、筋力や体力の低下、頭痛、嘔気、慢性的な倦怠感、抑うつや意欲の低下、イライラと攻撃性などがあり、家族社会面の問題として、学校への遅刻、欠席、学業成績の低下、不登校、課金による浪費や借金、家族への暴力等による家族関係の悪化が挙げられる（表2）[1]。

静岡県における対策

静岡県ではインターネットゲーム障害への対策として、「ネット依存対策推進事業企画運営会議」による、聖明病院、ＰＴＡ関係団体、行政、校長会、有識者、大学生、ＮＰＯ法人、等官民連携の推進体制がとられている。疾患の啓発活動として、静岡県のホームページ（http://www.pref.shizuoka.jp/kousei/ko-320/20190507.html）を使ったリーフレットの配布等の広報活動を行っている（図1）。スクリーニングテストとしては、インターネットゲーム障害テスト（IGDT-10）とインターネット依存度テスト（IAT）がホームページからダウンロードし利用可能である。スクリーニングテストの結果、医療が必要な水準とは言えないがインターネットゲームに依存傾向がある対象に、プレイキャンプ（1泊2日）、メインキャンプ（2泊3日）、フォローアップキャンプ（1泊2日）から構成される自然体験回復プログラムへの参加を勧めている。キャンプは「つながりキャンプ」と呼称され、対象は小学校5年生から中学生とし、自然の中でのさまざまなアクティビティを中心に、インターネットゲーム障害に対する認知行動療法等を取り入れたプログラムを行っている。キャンプには聖明病院から派遣された臨床心理士、作業療法士、

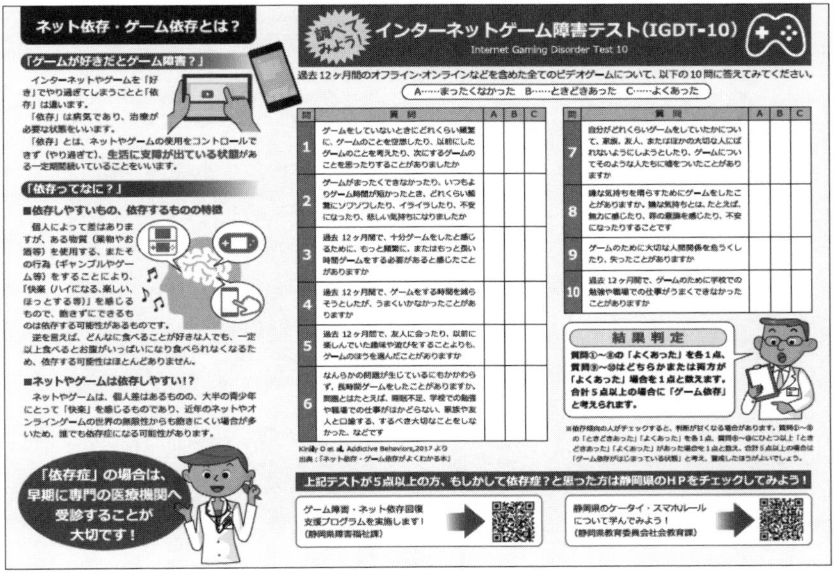

図1. 静岡県のホームページから配布しているリーフレット（裏面）。
インターネットゲーム障害のスクリーニング検査 IGDT が5点以上の人は、
QRコードから更に先のステップに進めるようになっている。

看護師等の専門職とともに大学生ボランティアの活躍が特徴的である。

　一方、インターネットゲーム障害が強く疑われるケースに対しては、静岡県内6カ所でのワークショップ、3カ所での回復支援プログラム、県内5カ所での合同相談会、聖明病院から臨床心理士と作業療法士を派遣することで開催されている。ワークショップでは、インターネットゲーム障害に関する講演とグループワーク（当事者同士、親同士の意見交換）を行っている。回復支援プログラムでは、認知行動療法を主体とした2時間×4回を1クールとしたプログラムを行っており、当事者本人向け、及び、家族（主に両親）向けのプログラムを同時開催している（図2）。当事者本人向けプログラムは、ゲームやインターネットの使い方を見つめなおし、それらとの付き合い方を学ぶことで、「充実したより良い生活」を送ることができるようになることを目指す。家族向けプログラムでは、インターネットゲーム障害に関する理

本人向け   家族（主に両親）向け

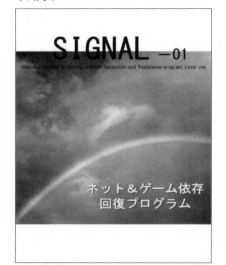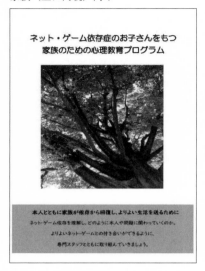

図2. 静岡県で行われている当事者本人（左）と家族（右）向けの
認知行動療法プログラムに用いるワークブック

解を深め、当事者本人との関わり方や付き合い方を学ぶ。特に大切なことは、インターネットゲーム障害の患者は、ネットで繋がったゲーム世界こそが、彼らが生活する社会の重要な一部となっている。そのため、ゲーム機を取り上げるなどしてゲームを強引に禁止すると、患者本人は社会との接点を失ってしまい、激昂し暴力に及ぶ等深刻な事態に結びつく可能性がある。最終的な目標は学業や健康的な日常生活に支障が無いレベルまでゲームのプレイ時間を減らすことであり、様々な困難を乗り越えながら、目標に向かって本人と両親が力を合わせて回復に進むことが理想である。

外来診療のコツ

　聖明病院において精神科医師が行う外来治療としては、インターネットゲーム障害と併存することが多い各種発達障害の心理検査に始まり、デイケ

アで行われている認知行動療法に沿った形でカウンセリングを行っている4)。前述のように家族で決めたルールを守ってゲームをするのが望ましいが、実際はこれがとても困難で、外来でもよく相談を受ける。私の経験上お伝えできる診療のコツについてまとめてみた。①「一日〇時間ね」という口約束はうまくいかない場合が多い。反対に「〇〇ができたら残り時間はゲームをしていいよ」（ご褒美制）「〇時（就寝前）には終了」（終わりを決めておく）というルールが比較的有効と感じる。②約束が守れた日が続いたら「週末に30分追加」などのボーナスも設け、前向きにルールを守ろうとするよう促す。③ルールが厳格すぎるのは好ましくない。現実をみて柔軟に変更する。特にインターネットゲーム障害患者は急に厳しいルールは守れないので、本人の希望も聞き親がある程度譲歩したルールから始める。ルールは親からの一方的な押し付けでなく、子どもと話し合いお互いの同意のもとで導入されるのが望ましく、うまくいきやすいと感じる。④また、嗜癖問題全般に言えることだが、ゲーム以外の好きな活動をもつことが重要となる。アウトドアや音楽、絵画などの趣味・楽しみの選択肢が複数あることで、「ゲーム一択」ではない日常生活が維持しやすくなる。

今後の課題

　インターネットゲーム障害の患者では、家族（特に母親）への激しい暴力や自傷行為等で入院が必要になることも珍しくない。しかし、対象患者の多くが中学生、高校生であるため、聖明病院のような物質依存の専門医療機関では、治療に最適な入院環境を用意することが非常に困難である。そのため、今後、静岡県内では、国立天竜病院、福田西病院、県立こども病院等の児童思春期専門医療機関と連携を進めることが重要な課題となっている。

〔参考文献〕

1）ダニエル・キング、ポール・デルファブロ（樋口進監訳、成田啓行訳）『ゲーム障害─ゲーム依存の理解と治療・予防』Elsevier Inc. 出版、2018 年
2）樋口進『スマホゲーム依存症』内外出版、2019 年

3）「ICD-11 の公的統計への適応について」厚生労働省政策統括官付参事官付国際分類情報管理室、令和 4 年 6 月 1 日発布
4）松井一裕、鍋田翔平、古川愛造「依存症デイケアのはじまりと変化—開室からプログラムの実施と効果」『デイケア実践研究』26 巻 2 号、61-65 頁、2022 年

III

子どもの
こころの
研究 のコツ

▶ **総論**

子どものこころの研究
——ひとりの研究者として

中村和彦

弘前大学大学院医学研究科神経精神医学講座

はじめに

　研究のコツについては、私が直接存じ上げている、児童精神科臨床を行い、かつ引用率の高い雑誌に採用されている先生方にお願い致しました。昨今大学改革がすすみ、臨床、研究、教育と忙しくなる中、働き方改革のこともあり、臨床医の研究時間が少なくなっています。さらに、研究に特化する大学、地域に根差す大学など、大学も役割分担が変わり、大学は変革の最中です。日本の研究ランキングが下がっている中、世界に対抗する研究を行うことは、厳しくもあり、重要になってきています。臨床医としてどのように研究を行えばよいかという点は、大きな課題で、各論の先生方の著述が、今後研究を行っていく若い先生方に参考になっていただければと思います。高橋長秀先生が、研究のコツ（各論1）「Polygenic Risk Score を応用した研究」で先生の研究を通じて若手の先生方へのメッセージを述べられております。熊﨑博一先生が、研究のコツ（各論2）「児童精神医学研究の未来を考える」で、児童精神科医の研究のありようについて記述されています。

　最初に、私がどのように迷いながら研究に従事したかを述べさせて頂きます。私事を述べるのは恥ずかしいのですが、若い先生の参考になればと思い記述致しました。

立ち後れていた日本の研究と分子生物学的研究の黎明期

　診療のコツでも述べましたが、私は、令和5年から数えると、33年前の平成2年に香川医科大学を卒業し、細川清教授が主宰されている、香川医科大学神経精神医学講座に入局しました。その頃は、初期研修制度がなく、そのまま精神科医として香川医科大学附属病院で働き、医学部の大学院に同時に入学しました。香川医大の卒業生の半分は卒業後すぐに大学院に入学しました。ゆえに研究に従事したのはその年から考えれば33年になりますが、研究のコツは何なのか、私なりに考えてみました。香川医大の精神科では、生物学的研究はてんかんモデルの一つであるキンドリングマウスの研究が行われていました。その頃、精神科の生物学的研究は基礎の教室に派遣されて行うことが多かった時代です。私は生物学の佐藤忠文先生の研究室で分子生物学的な研究をすることになりました。もともと学生時代から、佐藤先生の研究室に通って、基本的な研究手技を教わっていました。しかしあの時代は、PCRの機器が発売されたばかりで、大学で1台しかない時代でした。そして、生物学的研究を行うにしても、まだ倫理委員会が十分に整備されていない時代で、ましてや、精神疾患の方の血液を採取し、DNAを精製して研究するという、今では当たり前のことですが、精神障害、遺伝に関しての偏見が強く、そのような研究はご法度であるという雰囲気が精神医学に蔓延していた時代でした。大学医学部の精神科で臨床サンプルから遺伝学的な研究をする教室は、ごく限られていました。また、日本精神神経精神医学会でそのような研究発表を行う土壌はまだありませんでした。専門医制度も整備されていない時代で、学会の出席者は今と比べると大変少なかったです。ゆえに、精神科関連でない学会で発表を行っていましたが、他の科の研究と比べるとずいぶん遅れていました。しかし世界では、遺伝子解析をすることで、精神疾患の原因が解明されると、期待されていた時代であり、数多くのサンプルで、精神疾患の遺伝子解析の研究が始まっていました。日本では、サンプル数が十分ではありませんでした。そして後に、精神疾患の遺伝学的研究で、著名になられる先生方は、その頃はほとんど米国で研究をされていました。ゆえ

に、日本では PCR をして多型を調べるのがせいぜいであり、一日中 PCR を
かけて、制限酵素で切って、電気泳動を山のように行う力仕事でした、私も
何とかアルコール依存症の多型の研究を行い、ALDH2 のヘテロタイプのア
ルコール依存症は臨床症状がホモタイプと比べて特徴的であることを明らか
にしました[1][2]。アルコール依存症を対象としたのは、新たに教授に就任さ
れた洲脇寛先生がアルコール依存症の専門家であり、助手の岩橋和彦先生の
指導を受けるようになったからです。そして私が当直をしていた精神科の病
院にアルコール依存の専門病棟があり、アルコール依存症の方が多く通院、
入院され、インフォームドコンセントが問題なくとれることで、アルコール
依存症の方を対象としました。その他の研究としては、アルコール依存症モ
デルマウスを作成したりしましたが、新たに立ち上げる動物実験は難しく、
結局は論文2報が精いっぱいでした。その頃の精神医学の雑誌は、impact
factor が高いのは Archive General Psychiatry、Am J Psychiatry で臨床研
究、疫学研究がほとんどであり、生物学的研究はほとんど掲載されていま
せんでした。香川医大では一週間に一回の論文抄読会で Archive General
Psychiatry の論文を順番で報告していましたが、疫学研究の論文は読むの
が難しかったです。今は impact factor が高くなった Biological Psychiatry
はその頃は1点台で論文を投稿しても、全く返事が来ず1年ぐらい待たさ
れる雑誌でした。現在 Psychiatry and Clinical Neurosciences（PCN）は
10点を超えましたが、その頃雑誌名は The Japanese journal of psychiatry
and neurology で投稿数が少なく impact factor は 0.1 でした。Molecular
Psychiatry が出版され、これから精神疾患の分子生物学的研究が黎明期に
なる兆しがありました。どうしたら良い研究ができるか、暗中模索で、電気
泳動のプレートばかりが山のように積み上がりました。発がん性のある染色
剤を扱うためゴム手袋の脱着を繰り返すので、結婚指輪もなくしてしまいま
した。

精神研（東京）への転属と臨床遺伝学的研究

誰でもあるように米国に留学するのをあこがれていましたが、関連病院の

人材の都合もあり行けませんでした。ちょうどその頃、麻布大学の教授に岩橋和彦先生が移り、以前香川医大で助手をしていた、福西勇夫先生が、東京都立精神医学研究所に勤めておられ、2人が相談されて、東京に来た方がいいのではと移ることになりました。当時の教授は勝手なことをしてと怒っておられましたが、当然だと思います。医局の後輩の、児童外来を一緒にやっていたI君や、研究を一緒にやっていたM君も俺らのことをほっといてどこに行くのですかと怒っていました。しかしながら、結局小さな子どもたちを妻に任せ単身で、東京に出ました。ひとまず東京都精神医学研究所（精神研）の非常勤流動研究員という、最初のポストから始めました。ここでの研究が認められれば、常勤流動研究員に上がることができるとのことでした。精神研には著名な先生方が多く在籍をしていました。岩橋先生の麻布大学と精神研を行き来しながら、精神疾患の臨床遺伝学的な研究を始めました。その頃、日本でも精神疾患のDNAサンプルを集めるための厚労科研がはじまり、班会議があり、私も参加させて頂きました。その時に、理化学研究所脳科学総合研究センター分子精神科学研究チーム チームリーダーの吉川武男先生と自分の行っている研究についてお話をする機会がありました。そして注目していた遺伝子について理研でシークエンサーを使って解析をすることになり、吉川ラボでベンチをもらって、理研に通いました。同時期に岩橋先生のご推薦があり、公募で麻布大学の常勤講師になることができました。理研ではラボミーティングに参加させて頂いたり、さまざまなセミナーに参加し精神疾患の遺伝学的研究がどのようなものかを学ぶことができました。その後吉川先生とはずっと一緒に研究をさせて頂きました。ようやく自分の居場所ができた感じでした。ラボの研究のレベルは高く、私はひたすらベンチでシークエンスをしていました。

浜松医科大学での臨床遺伝学的研究の進展

その後ご縁があり浜松医科大学精神科の森則夫先生の教室に講師としてお世話になることになりました。岩橋先生、福西先生のご許可が得られましたが講師として採用していただいた麻布大学には大変申し訳ないことをしまし

た。浜松医大では臨床、研究、教育を行い、理研の吉川先生との共同研究は、三邉義雄講師、岩田泰秀助手と一緒に続けることになりました。その頃は倫理委員会が整備され精神疾患の遺伝学的研究は当たり前の時代になりました。その分野の一流のラボと共同研究することで、研究の流れに乗ることができます。浜松医大精神科には臨床遺伝学研究を以前から行ってきた教室で、様々なラボ機器があり、臨床遺伝学的な研究ができる体制が整っていました。私も基本的な手技は習得していましたが、研究の手技は日に日に難しくなり、一精神科医が行えるレベルではなく、浜松医大では遺伝子解析は吉川先生の紹介でインドから来られた phD のアニータさんが主にやっていました。アニータさんは日本に来た頃は、やせていたのですが、次第に元気になられ、夫も日本に来られ、一緒に実験をしました。後にかわいい子どもも生まれました。精神疾患のサンプルを使っての研究ですが、私や三邉先生が、研究に貢献できることは、関連病院での精神疾患の方のサンプル収集で、ひたすら採血をして、DNA を精製し半分を吉川ラボに送り、残りの半分は、浜松医大に残しました。精神疾患の対象群は統合失調症、双極性障害、自閉症でした。特に自閉症に関しては日本においてサンプル収集が始まっていない時代で、両親と子どもの、トリオサンプルが解析に一番適切であるとのことでトリオサンプルを収集しました。トリオサンプルによる家庭内相関解析は集団の構造化などの影響を受けずに連鎖不平衡を検出できる有意義な解析方法の一つです。私たちは、名古屋市のアスペ・エルデの会を主宰する、中京大学の辻井正次先生と共同で、トリオサンプル収集を行いました。アスペ・エルデの会は、愛知県、三重県、岐阜県、浜松市に支部があり、子どもたちが参加する日間賀島での療育キャンプに参加して、子どもたちの採血を行い、両親に関してはアスペ・エルデの会合が開かれる時に、出かけて採血を行いました。会合に来られない方は直接支部に出かけて採血を行い、結局250トリオのサンプルを集めるのに数年かかりました。その頃、自閉症のサンプルは日本では貴重なサンプルで、DNA、リンパ球、血漿を収集しました。DNAとリンパ球は半分吉川ラボに送り、吉川ラボでは、私たちが送ったサンプルを含めて統合失調症や自閉症の研究が行われました。われわれも、それらのサンプルを解析することで自閉症の臨床研究を行いました。さらに、アメリ

カから取り寄せた自閉症の死後脳を使って、遺伝子、血漿、死後脳の解析を総合的に行いました。その頃は自閉症の血漿収集や解析もあまり施行されていませんでした。死後脳についてはアメリカから取り寄せているグループはその頃日本ではいませんでした。それらのデータにより Molecular Autism から Biological Psychiatry まで多くの論文を投稿することができました。松﨑秀夫先生、渡邊賢先生が研究コツの（各論 3）「自閉スペクトラム症の脂質代謝」で血漿に関する研究について詳細に述べられています。これらの経験における研究のコツは、実績あるラボとの共同研究と貴重なサンプルの収集と確実なデータでしょうか。私たちが、浜松医大で行った実験はアニータ夫妻が解析していましたが、トリオ解析、RT-PCR による発現量解析まで、手際よく信頼できるデータでした。

自閉症とPET研究

浜松医大精神科は浜松ホトニクスにある頭部専用の PET を用いて共同研究を行っていました。自閉症に関しても、PET を使った研究をさせて頂くことになりました。PET とは Positron Emission Tomography（陽電子放出型断層撮影）の略称で、陽電子（ポジトロン）の体内分布を画像化する撮影法です。ポジトロンは、電子と同じ質量を持ち、電子とは正反対のプラスの電荷を持っています。PET は、サイクロトロン、薬剤合成標識装置、PET 装置という一連のシステムによって支えられた統合技術であるとともに、工学、物理学、化学、薬学、医学知識の産物です。PET では、生体内の生理的・生化学的情報をとらえることが可能です。さらに、生体内のいろいろな機能を調べることによって、病気の早期診断や治療後の経過を知ることができます。特に、脳疾患、心臓病、腫瘍に対しては、個々の機能的異常を正確かつ事前に見つけられるという点で優れた検査法です。このように、PET は科学および社会に貢献する先端技術です。われわれの PET は頭部専用 PET スキャナ（SHR12000、Hamamatsu Photonics KK、Hamamatsu、Japan）を用いました。最近は PET によるがん検診が日本各地で行われており、PET の機械が普及しました。われわれの用いた PET スキャンは、頭を

入れるためだけの穴があります。がん検診用だとこの穴は体が入るぐらい大きいのですが、これは頭部用につくられた特別なPETで、体が入るぐらいの穴と比べてこの穴は小さいので、ここに頭部を入れると、センサーとの距離が短いので正確な値を取ることができます。その頃頭部用PETは日本で1台しかありません。現在は、頭部PETは1台増え、浜松医大に浜松ホトニクス社が開発し、動いても撮れる新しい頭部用PETがあります。世界だとエール大学に1台あるぐらいです。トレーサーに関しては神経伝達系の、受容体、トランスポーターなどに結合する様々なトレーサーがあり、研究に応じて選択します。サイクロトロンは隣の施設にあり、トレーサーを研究所で化学者が生成の具合をチェックしながら合成します。今回はセロトニン系やドパミン系の選択性が高いトレーサーを使って、解析をしました。PETは、イメージングの専門家である浜松医科大学・尾内康臣教授、放射線技師、画像解析のコンピューター専門技師、トレーサー合成担当、関根吉統先生ほか浜松医科大学のスタッフなどいろいろな方が共同で行ないます。ずいぶんお世話になりました。一日に2人しかとれないので、一回のPETを行なうのに約100万円の実費がかかります。研究のコツですがそこでしかない機器を用いることでしょうか。次に対象者ですが、自閉症の診断のために。DSMにおいて自閉症の診断基準が記述されているが、それで診断をつけることは難しく、欧米では、DSMに基づいた診断ツールがさまざま作られました。その中でもマイケル・ラター博士やキャサリン・ロード博士らが開発したDSMを元としたADI-R（Autism Diagnostic Interview-Revised）、ADOS（Autism Diagnostic Observation Schedule）は広く用いられさまざまな言語に翻訳されています。ADI-Rは自閉症の養育者、ADOSは本人に対する臨床用もしくは研究用の面接法です。欧米の自閉症に関する重要な研究ではかならずADI-R、ADOSが用いられています。ADI-R、ADOSを用いて診断を行わないと、論文は受理されません。使用に関しては使用者のライセンス取得が必要で、臨床使用のための研修と研究使用のための研修が行われています。自閉症という概念があいまいな状況下で、研究においてADI-R、ADOSで診断された自閉症は世界的なレベルで言語を超えて統一したいというキャサリン・ロード博士らの意向が反映しています。ゆえに2002年、

2003年頃は研究仲間がアメリカなど出かけて研究用ライセンスを取りに行きました。今は日本でもライセンスを持っている人が増えました。そしてPET研究の対象群は、大部分は薬物治療を受けていない人でした。先ほど述べたアスペ・エルデの会という、名古屋に杉山登志郎先生と辻井正次先生が立ち上げた発達障害の家族会があり、そこの当事者に来ていただきました。彼らは子どもの頃から自閉症の障害に伴う問題が起こると、杉山先生、辻井先生などの療育者に相談することで問題を解決し、薬物治療をほとんど受けていませんでした。ゆえに、薬物影響下にない脳をとらえることができました。研究のコツですが、薬物影響下にない自閉症当事者を対象とすることができました。

自閉症とセロトニン神経異常仮説

最初に注目したのはセロトニン系です。神経伝達系はセロトニン系、ドパミン系、ノルアドレナリン系などがあり人における衝動、不安、抑うつ、食欲、気分などに関与していると言われています。自閉症は、セロトニン系に異常があるのではと（セロトニン神経異常仮説）言われています。セロトニン仮説は、自閉症では末梢でセロトニンの量が上昇していること。セロトニン・トランスポーター遺伝子が自閉症と相関があること。セロトニンの合成能が自閉症の脳では一般より低いこと。さらにうつ病の薬である選択的セロトニン再取り込み阻害薬が自閉症の強迫症状に効果があると報告があります。

私どもはPETを使うことによって自閉症の人の脳のセロトニン機能を調べました。20人の自閉症の方と20人の対照群を比較し、「こころの理論」の障害の程度、強迫症状、こだわりの程度を検討しました。結果は自閉症と対照群を比べると自閉症者ではセロトニン・トランスポーター密度が低下していました。つまり、自閉症者はセロトニン機能が低下しているのです。全脳解析で20人比較して、どの部位のセロトニン・トランスポーターが低下しているかを検討しました。視床、中脳、前帯状回などの部位でセロトニン機能が低下していたことがわかりました。つまり、セロトニン機能がさまざ

まな部位で障害を受けているので、正常なセロトニン伝達系が行われない可能性があると考えました。

　彼らは「こころの理論」の障害があり相手の気持ちを類推することが苦手な症状がありますが、セロトニン神経系の機能が関係していることがわかりました。帯状回のセロトニン・トランスポーターの量が低いと、こころの理論の障害が大きく、この部位が障害に関わっていることがわかりました。こだわり症状は、視床の部位でセロトニン・トランスポーターが低下していると、こだわり症状が多いことがわかりました。

　自閉症ではセロトニン機能が様々な部位で低下していて、それらによって症状と相関している事が分かり、自閉症とはセロトニン系に関する生まれながらの機能障害であることが類推されます。

　このような結果から、セロトニン系の機能障害があると伝達系が適切に連絡しないので、それを補う形で違う経路（う回路）を作ると考えられます。療育活動が早ければ早いほど社会性の適応など予後が良いと言うのは、伝達系の回路を補って行くのは療育なので、より早い療育が必要です。早くしないと経路が固定されてしまうので、診断が早く分かって、早く経路を回復していくことが重要です。そのような事がこの結果から推測されます[3]。論文作成については森則夫教授の御指導を受け、Arch Gen Psychiatry に採択されました。

自閉症とミクログリア

　次に、ミクログリアに注目しました。自閉症は免疫系に異常があると言われています。免疫に関する研究は様々されています。自閉症の死後脳研究からも免疫に関するデータが出ています。脳の中は骨髄由来の免疫系の細胞がありミクログリアといいます。脳は閉鎖された空間なので末梢の血球は脳に行くことはできません。脳が感染した時は、脳にあるミクログリアが増殖されます。ミクログリアは感染したり、出血したり、虚血で急激に活性化されて、活性化ミクログリアになり、感染している細胞を貪食したり、逆に炎症を抑える作用があります。さらに、ミクログリアは、胎生期から神経伝達系

の回路が適切に形成されるのを助ける働きをします。

　死後脳においても活性型ミクログリアが高い報告があります。ミクログリアに関して、PET のトレーサーは PK11195 です。これは活性型ミクログリアにバインディングします。頭部用 PET は精度が高く、正確なデータが出ます。結果は自閉症の脳内では活性型ミクログリアが広汎な部位で増加していることがわかりました。小脳、脳幹で最も顕著で、脳前部帯状回、眼窩面、眼窩前頭回、紡錘状回など重要な部位で活性型ミクログリアが高いことが分かりました。高いことがどのような意味付けがあるのかということで、自閉症の中でもより高い群と低い群に二分し症状との相関を見てみました。活性型ミクログリアが高い群ほど「こころの理論」の障害は子どもの時も、現状でも高いことが分かりました。つまり、活性型ミクログリアが高いということは、自閉症の重症度との相関がある事が分かりました[4]。鈴木勝昭先生が第 1 著者で、JAMA Psychiatry に採択されました。

　ミクログリアは妊娠初期、中期に脳内に定着することが 2010 年の Science で報告されました。脳のミクログリアは、胎生期、ブラッドブレインバリアが形成される以前に末梢マクロファージが脳内に沈着したものです。自閉症では、ミクログリアの活性化により出生前の正常なシナプス形成が阻害される可能性が考えられます。2 つの考え方があり、1 つはミクログリアが活性化することによって、神経系の障害が出ているのか、それとも神経系の障害があってそれを修復するためにミクログリアが活性化しているかです。私たちはおそらく最初にミクログリアの活性化が起こっていると推測しています。つまり、様々な環境要因、遺伝要因があって、胎生期において骨髄系の前駆細胞に作用して、ブラッドブレインバリアを通って末梢から脳に移行します。そして、ミクログリアが数的に多く移行したのちブラッドブレインバリアが胎生期 3 か月で閉じられてしまうと、末梢から移行できなくなります。ゆえに私たちの脳には胎生期の 3 ヶ月までに末梢から、脳に移行した血球がミクログリアとして生きていて、それが感染とかで、活性化しながら様々な作用をしていると考えられます。自閉症の人は胎生期の神経伝達系が形成される時から、活性化ミクログリア多く、それが神経系の障害に関係しているのではないかと、つまり自閉症の病因は、胎生期の時から起こっているので

あろうということが、今回推測されました。ゆえに胎生期における様々な要因が自閉症の病因に関係していると推測できます。この研究においても、自閉症が間違いなく脳機能の障害によって生じていることが明らかになり、自閉症の社会的理解を推し進めることにつながると考えられます。なお、この研究は、NPO 法人アスペ・エルデの会の成人当事者が積極的に研究への協力を行い、継続的な自助活動やそれらを背景とする長期にわたる発達支援によって可能になりました。画像研究については菊知充先生が研究のコツ（各論 4）「多様性を考慮した幼児脳機能研究」で神経発達症の脳機能研究について詳細に述べられています。

弘前での学校コホート研究

　2013 年に弘前大学大学院医学研究科神経精神医学講座に移りました。学校コホート研究について説明をします。昨今文科省や厚労省から、子どもの自殺に対する通達が来ています。例えば、令和 5 年 7 月 10 日に文部科学省は、夏休み明けに増えるとされる子供の自殺を防ぐため、国の「GIGA スクール構想」で児童生徒に 1 人 1 台配られたデジタル端末を活用することを求める通知を全国の教育委員会などに出しました。端末を使ったアンケートで心身の状況を把握し、予兆をつかむ対策も示しています。国の統計では、小中高校生の自殺者数は 2022 年に過去最多の 514 人に上り、2023 年は 1 ～ 5 月の暫定値が 164 人（前年同期 190 人）で、依然として高い水準が続いています。通知は、子供の SOS を早期に把握し、支援につなげることが自殺対策で重要だとした上で「端末による心身状況の把握は有効な方策の一つだ」と示しています。文科省によると、全国約 400 自治体が不登校対策などで日常的に子供の心身状況を把握し、端末を活用したアンケートで情報を得るケースも多く、自殺に関する相談も寄せられているとのことです。厚労省の自殺総合対策大綱においても、子ども・若者の自殺対策の更なる推進・強化は一番最初に触れられており、学校の長期休暇後の自殺予防強化、タブレット活用等による自殺リスクの把握が挙げられ、国の喫緊の重要な課題です。二宮貴至先生が、診療のコツ（各論 16）「子どもが自殺で亡くなった際のケアについて」

で詳細に述べられています。

　例えば、学校を一つの単位として考える時は、こころの健康についての予防的な把握としては、一次予防として、全児童生徒を対象とした、質問紙調査による心身の健康状態の把握や心理教育、例えば、「心の授業」による学習・対処スキルの獲得があげられます。二次予防として、気になる子ども対象とした、調査データも活用した効果的な教育相談や、研修等による配慮が必要な子への接し方があげられます。介入、三次予防として、支援ケースを対象とした、すでに学校への不適応、問題行動など支援が必要なケースに関する状態把握があげられます。我々は弘前市において、2014年から2023年まで弘前市の小学生と中学生に対して毎年こころの調査を行っています。調査内容は、児童生徒に対しては、抑うつ傾向（DSRS-C、PHQ-A）、攻撃性（EATQ）、生活での出来事（ストレスイベント）、感情・行動の抑制（2017〜）、ソーシャル・キャピタル（子どもの社会的資源：2018〜）、インターネット依存傾向（YDQ;2016〜）、生活満足感（QOL: 2016〜）など、保護者に対しては、欠席数なども含めた基本情報の他、生活適応（総合的な支援の必要性）の評価（SDQ）、発達特性（ASD,ADHD,DCD傾向）、睡眠時間（2016〜）、感情・行動の抑制（2017〜）などを調べています。

　例えば、この中の抑うつ傾向（PHQ-9A）に関して示します。うつ病は児童青年期で最も多いこころの健康上の問題の一つです。児童青年期のうつ病は大人より頻度が高く、うつ病のスクリーニングのスケールによるこころの状態の早期の把握は臨床的に重要です。PHQ-A（Patient Health Questionnaire for Adolescents）はDSM-Ⅳ-TRに準じて児童青年期のうつ病をスクリーニングするツールです。2020年7月に、弘前市内全ての国公立小中学生：11370人に対して調査を実施し、PHQ-A対象者は5年生以上（6576人）、うち回答があった者は、6476人（回答率：98.5％）で欠損値がなく、合計得点を算出できた者は、6364人（有効回答率：96.8％）でした。PHA-Qの値から、1; ないか少々の抑うつ：4198（66.0％）、2; 軽い抑うつ:1444（22.7％）、3; 中等度の抑うつ：478（7.5％）、4; 比較的強い抑うつ：190（3.0％）、5; 強い抑うつ:54（0.85％）でした。この中の比較的強い抑うつを示した190人の内、何らかの支援につながっていたのは14人（7.3％）、強い抑うつを示

した 54 人の内、何らかの支援につながっていたのは 10 人（18.5％）で支援につながっている子どもが少ないことが明らかになりました。そして、自殺念慮が週に数日以上あると答えた児童・生徒の人数：1113（17.5％）で何らかの支援につながっていたのは、49 人（4.4％）で、ほとんど毎日自殺について考えると答えた児童・生徒の人数：129 人（2.0％）で何らかの支援につながっていたのは 16 人（12.4％）でした。このように、学校では抑うつ状態にある子どもが気づかれないまま一定数いるので早期の対応が必要と考えられました。次に、子どものメンタルヘルスの環境因として、子どものソーシャル・キャピタルの測定を行いました。ソーシャル・キャピタルとは、対人関係における協調が活発化することにより社会の効率性を高めることができるという考えのもとで、社会の信頼関係、規範、ネットワークといった社会組織の重要性を説く概念で市民や地域の繋がり、「地域力」といった言葉でも表現されます。結果はソーシャル・キャピタルの高い学校やクラスは抑うつが低いことがわかりました。また、子どものインターネット依存について調べました。依存的使用者の割合が、小学生が 3.6％、中学生が 7.1％でした。また不適切使用者は、小学生が 9.4％、中学生が 15.8％でした。そして児童生徒のインターネットへ依存が重篤であるほど、気分の落ち込みが強いことがわかりました。また、児童生徒のインターネットへの依存が重篤であるほど、生活の質（QOL）が低下していることがわかりました。古川愛造先生が診療のコツ（各論 17）「青年期におけるインターネットゲーム障害」で対策や診療について詳細に述べられています。以上のように学校コホート研究の一部を紹介しました。これらの研究は論文で発表しました。AMED 成育疾患克服等総合研究事業—BIRTHDAY に採択されました。学校コホート研究を進めることで横断的、縦断的に色々なことがわかってきます。コホート研究の研究のコツですが、私たちは、弘前市のほぼ全数の小学生、中学生を対象にコホート研究を行っています。そのためには教育委員会や学校との連携が不可欠で、お互いの信頼関係を気づいていくのに大変な労力が必要でした。これらの研究の一つ目の研究のコツですが、コホート研究を行うには信頼を得ることが重要です。そしてこの調査結果は、児童一人一人にフィードバックして、こころの状態のセルフチェック、保護者のチェックを促すよう

にしています。そして、クラスへのフィードバックとして、クラスごとの結果リストを、担任先生に返し、学級運営や、生徒指導に生かして頂くようにしています。さらに学校フィードバックとして、その学校のデータが、学校全体の平均データとどのような点で異なるかを返しています。二つ目の研究のコツですが、対象者に有意義なものになるようにすることでしょうか。土屋賢治先生が研究のコツ（各論5）「コホート研究」でコホート研究について詳細に記述されています。

さいごに

以上のように、今までのことをかいつまんで述べさせていただきました。結局のところ、研究は色々な方と進めていきますので、お世話になる方々が数多くいらっしゃいますので、皆様の信頼を得ることや、理解をして頂くことが重要なのは言うまでもないことです。しかし今回は書籍の関係で、お世話になった方々や共同研究者への謝辞、研究費の謝辞、発表論文、関連論文について掲載しておりませんが、お許しいただければ幸いです。色々ご支援賜りありがとうございました。

〔文献〕

(1) Nakamura, K. et al.: Characteristics of Japanese alcoholics with inactive aldehyde dehydrogenase: clinical features of alcoholics with ALDH2*2. Addict Biol.5:307-11,2000.
(2) Nakamura, K. et al.: Characteristics of Japanese alcoholics with the atypical aldehyde dehydrogenase 2*2. I. A comparison of the genotypes of ALDH2, ADH2, ADH3, and cytochrome P-4502E1 between alcoholics and nonalcoholics. Alcohol Clin Exp Res; 20: 52-5, 1996.
(3) Nakamura, K.et al.:Brain serotonin and dopamine transporter bindings in adults with high-functioning autism. Arch Gen Psychiatry; 67: 59-68, 2010.
(4) Suzuki, K.et al: Microglial activation in young adults with autism spectrum disorder. JAMA Psychiatry; 70: 49-58, 2013.

IV

子どもの
こころの
研究のコツ

● 各論

Polygenic Risk Score を応用した研究

高橋長秀

名古屋大学医学部附属病院親と子どもの心療科

はじめに

　正直、私には「子どものこころの研究のコツ」を語れるような資質も実績もありませんが、この文章を読んで頂き、「子どものこころの研究をやってみようかな」という先生が一人でも増えるようなことがあれば大変嬉しく、恥を忍んで書かせて頂いております。このような貴重な機会を与えて下さった中村和彦先生に心よりお礼申し上げます。

研究者と言えるのか、甚だ疑問である私の経歴

　まず、簡単に自己紹介をさせて頂きたいと思います。私は、福岡県の出身で、久留米大学附設高校、駿台予備学校を経て、名古屋大学医学部に入学、卒業後は初期研修を経て、名古屋大学精神科に入局致しました。そして2年の大学研修を終えて、大学院に入学し、尾崎紀夫教授（当時）のご指導の元、当時かなり盛んに行われていた統合失調症や双極性障害の遺伝子関連研究を行い、学位を授与頂きました。その間は、浜松市にある朝山病院にてパートにて勤務させて頂き、自閉スペクトラム症のお子さんの診療などにも関わらせて頂きました。

　学位取得後は、ニューヨークの Mount Sinai 医科大学の Joseph Buxbaum

教授の lab にポスドク研究員として雇って頂き、統合失調症や自閉スペクトラム症の発症に関わる遺伝子をターゲットとした遺伝子改変マウスを用いて、分子生物学的研究や行動解析などの研究に携わりました。また、併行して、自閉スペクトラム症、注意欠如多動症の大規模遺伝子解析にも参加し、世界初の自閉スペクトラム症のゲノムワイド関連解析（GWAS）（Nature, 2009）や注意欠如多動症のまれなコピー数変異の発見（Nature Genetics, 2010）などの成果を上げることができました。Joseph Buxbaum 教授は、現在も自閉スペクトラム症の遺伝子解析については、領域を牽引する研究者です。

　この頃には私は自閉症センターのインストラクターというポジションを与えて頂いていたのですが、センターにおいて、オキシトシンや IGF-1 などの人を対象にした臨床試験が始まったことに刺激を受け、また毎日酔い止めを飲みながら顕微鏡を使った実験をすることに疑問を覚え、次第に製薬に対する興味を抱くようになっておりました。ちょうどそのタイミングで、アメリカに出張されていた外資系製薬企業の方と学会でお会いし、トントン拍子で採用が決定しました。

　製薬会社での日々は大変エキサイティングでしたが、自分が薬剤の臨床開発について何も知らず、また会社という組織がいかに効率的に運営されているか、毎日本当に勉強になりました。神経発達症を含む精神科の薬剤の臨床開発プロジェクトに関わらせて頂き、3 剤が薬事承認を受けることができました。ところが、製薬会社に勤務して 3 年目の夏に、父親が洪水に巻き込まれ行方不明（今も遺体は見つかっておりません）となり、期せずして福岡にてクリニックを継承することとなりました。

　クリニックでは様々な疾患を幅広く経験できたと共に、特に自分が興味を持っていた神経発達症の診療に力を入れていました。一方で、経理・人事・労務管理など、なかなか勤務医では経験できないことも勉強する機会に恵まれました。パークサイドこころの発達クリニックの原田剛志先生のお力添えで、少しずつ各地で神経発達症について講演する機会を頂くことが増えると、自身でもいろんな疑問が湧き出て来て、やっぱり自分で研究をしたい、との思いが日々強くなって行きました。

　その後、浜松医科大学子どものこころの発達研究センターの土屋賢治先生、

ニューヨーク市立大学の野村容子先生、浜松医科大学精神神経科の山末英典先生のご推薦で、またアカデミアで仕事をする機会を頂きました。医局人事で名古屋大学に移ってからも、御三方からはいつも全面的にサポートを頂いており、感謝の言葉もありません。

私が行って来た子どものこころの研究

　私は 2020 年に土屋先生のラボに採用して頂いてから一貫して、土屋先生が 2007 年に開始された浜松母と子どもの出生コホート（HBC study）の膨大な臨床データに、遺伝子データを加えた研究を行っています。遺伝子データの中でも、HBC study の参加者の方から唾液を採取し、SNP アレイを用いて 50 万個の一塩基多型(Single Nucleotide Polymorphism: SNP)を決定し、これを元に高性能なコンピュータを用いて 650 箇所の遺伝子の変化を推定して、先行する GWAS のデータを用いて疾患や特性などに対する遺伝的リスクを数値化する Polygenic Risk Score（PRS）という手法を用いた解析を行っています。以下に、これまでの主な成果を挙げさせて頂きます。

(1) 自閉スペクトラム症の遺伝的リスクは一般人口においても自閉スペクトラム症特性と関連し、生後 1 年 6 ヶ月での粗大運動、受容言語、表出言語の遅れに注目することで自閉スペクトラム症の早期発見が可能になる可能性がある（JAMA Network Open, 2020）[1]

(2) 注意欠如多動症の方では日中に過度の眠気を呈することが多いが、注意欠如多動症と日中の過度の眠気が特徴であるナルコレプシーには遺伝的相関および関連があり、注意欠如多動症の方の眠気には体質が関わっている可能性がある（Trans Psychiatry, 2021）[2]

(3) BMI の増加に関連する遺伝的リスクは、BMI の増加を伴わずに直接に子どもの認知機能（特にワーキングメモリ）に影響を与える可能性があり、BMI を増加させる遺伝子の変化は脳にも影響を与えることを示唆している（Front Neurosci, 2022）[3]

(4) 8-9 歳の子どもの入眠時刻が遅いと、日中の多動衝動性・不注意が増

加するが、入眠時刻が遅いことの影響は注意欠如多動症の遺伝的リスクが高い子どもに限定されるため、睡眠習慣を適切に評価しないと注意欠如多動症の過剰診断に繋がる危険性がある（JAMA Network Open, 2022）[4]

(5) 注意欠如多動症の発症には胎生期の神経炎症の関与が示唆されているが、臍帯血の炎症性サイトカイン（IL-6, TNF-alpha, MCP-1）と注意欠如多動症の遺伝的リスクが相乗的に注意欠如多動症の症状を増加させることが明らかになった（Brain Behavior Imuunity-Health, 2023）[5]

(6) スクリーンタイムが長いことが神経発達症の原因となるかどうか、活発な議論が行われているが、生後 24 ヶ月、32 ヶ月、40 ヶ月のスクリーンタイムを聞き取ると、4 つのパターンに分類することができ、自閉スペクトラム症の遺伝的リスクが高いと幼児期早期から一貫してスクリーンタイムが長く、注意欠如多動症の遺伝的リスクが高いと早期にはそれほど長くないものの、少しずつスクリーンタイムが長くなる傾向があることが示された。つまり、スクリーンタイムが長いことは自閉スペクトラム症が発症するリスクというよりは、早期兆候である可能性が示唆された（Psychiatric Research 2023）[6]

　PRS を用いることの意義は、単なる相関ではなく、ある程度の因果関係が想定できるという点です（例えば、スクリーンタイムと自閉スペクトラム症の PRS を例にすれば、スクリーンタイムが自閉スペクトラム症に影響を与えることは理論的には考えにくく、自閉スペクトラム症の PRS がスクリーンタイムに影響を与える可能性が強い、と言うことができる）。いずれにしても、どの論文も浜松医科大学子どものこころの発達研究センターの先生方が丁寧に集めて頂いた臨床データがなければ得られませんでした。この場を借りて篤く御礼申し上げます。

子どものこころの研究をするコツ

(1) 研究テーマやアイデアを得る

　私は自他ともに認める ADHD オタクです。そして、ADHD と診断され、ADHD の治療薬の開発に関わり、ADHD の診療を行い、ADHD の治療を受け、ADHD の研究をする私は「プロの ADHD」を自称しています。私の研究アイデアの源は、

　①診療場面での患者さんの何気ない一言、

　②毎朝の習慣ですが、PubMed を開き、"ADHD" とタイプして表示される先行研究、

　③メジャーな医学誌から送られてくるメールマガジンに掲載されている in press の論文、

が 90%を占めていると思います。

(2) そのテーマは研究をするに値するか、考える

　私の家族は、私が人生のほとんどの場面において、思いつきで行動していると思っているようです。しかし、実は研究においてはそうではないのです。私の研究は仮説を立ててそれを検証するというスタイルがほとんどですが、「もしその仮説が証明された時にどのような clinical implication が得られるのか」を考えてテーマを選びます。これは土屋先生、野村先生から教えて頂いたことです。

　あれだけの沢山の優秀なスタッフが、研究参加者のお一人お一人に丁寧に面接をして、データを収集して下さり、さらに次回も続けてご参加頂けるようにバースデイカードなどをお送りされているのを目にすると、コホートに参加して下さっている方が、プレスリリースなどを見られて「参加して良かった」と思えるような研究を行うことの重要性を強く感じずにはいられません。誤解を生じそうな表現かも知れませんが、ひとことで言うと「未来への希望が抱ける研究」をしたいと思っています。もちろん、これは論文の書き方を工夫することでもある程度クリアできることかと思いますし、都合の

良いデータが出た時だけ論文を執筆するということではありません。

　実は、このようなことを意識して研究をするようになって、私は児童精神科医としてちょっとまともになった気がしています。私は診察時間が長く、本当に要領が悪いことを自覚しています。自分がもう少し黙っていれば、もっと円滑に外来が進むことも分かっているのですが、自分の行った研究の結果や、その際に調べた先行研究の結果というのが、患者さんと保護者に取って、何かを判断する際の重要な材料になっていると感じることが増えました。そして、そのような経験が次の研究へのモチベーションになっています。決して、次週の One Piece の展開についてばかりお喋りしているわけではありません（月曜日の朝に『ジャンプ』は買って診察室に置くことは忘れないようにしていますが）。

（3）若手の先生方へのメッセージ

　この原稿を書いている時点では夏休みの真っ最中で、外来で親子喧嘩の仲裁に追われ疲労困憊し、また夜も更けて来てやや眠いのもあり、偉そうに聞こえてしまったとしたら大変申し訳ございませんが、若手の先生方へ、「研究のススメ」をお伝えして終わりにしたいと思います。

　私は「人が生まれて来たからにはこの世界で何らかの役割を持っている」と思っています。中学生の時に、手塚治虫の"ブッダ"を読んで感動してから、ずっとそう信じています。私は、いろんな方々のお世話になり、また多大なご迷惑をかけてここまでやって来ました。そして、現在、私は児童精神科医としての臨床経験、遺伝子解析を中心とした解析技術、取り掛かるまでは時間がかかるが書き始めると意外に早い論文執筆の能力を得ることができました。しかし、数年前、"Think Clearly" という本がベストセラーになりましたが、その本によれば、私がこのような能力を身につけられた要因として、私の努力は数%で、ほとんどは生まれた環境を含む運によるものであるということになります。となると、私が「子どものこころの研究」を行うというのは、自分の役割もしくは使命なのだろうと思えます。おそらく、この文章を読んで頂いている先生方は、もう既に色々な能力を身に付けておられるものと思います。つまり、先生方が子どものこころの研究を行うというの

は、先生方の役割もしくは使命かも知れません。

　精神科専門医制度は、精神科医の臨床能力の底上げに非常に寄与したのは間違いありませんが、それと引き換えに、博士号を取得して研究を行う若手は減る一方であるとも耳にします。一人でも多くの先生が、子どものこころの研究に関心を持って下さることを願って止みません。

　コロコロと転勤先、やりたいことが変わる私が、このように研究を続けられているのは、加藤秀一先生、名和佳弘先生をはじめとした同僚と、何より家族（犬を含む）が支えてくれているからであり、心から感謝の意を伝えたいと思います。

〔参考文献〕

(1) Takahashi, N. et al. :Association of Genetic Risks With Autism Spectrum Disorder and Early Neurodevelopmental Delays Among Children Without Intellectual Disability. JAMA Netw Open 3, e1921644, doi:10.1001/jamanetworkopen.2019.21644 (2020).

(2) Takahashi, N. et al. :Polygenic risk score analysis revealed shared genetic background in attention deficit hyperactivity disorder and narcolepsy. Transl Psychiatry 10, 284, doi:10.1038/s41398-020-00971-7 (2020).

(3) Takahashi, N. et al. :Association Between Genetic Risks for Obesity and Working Memory in Children. Front Neurosci 15, 749230, doi:10.3389/fnins.2021.749230 (2021).

(4) Takahashi, N. et al.:Exploration of Sleep Parameters, Daytime Hyperactivity/ Inattention, and Attention-Deficit/Hyperactivity Disorder Polygenic Risk Scores of Children in a Birth Cohort in Japan. JAMA Netw Open 5, e2141768, doi:10.1001/ jamanetworkopen.2021.41768 (2022).

(5) Takahashi, N. et al. :Interaction of genetic liability for attention deficit hyperactivity disorder (ADHD) and perinatal inflammation contributes to ADHD symptoms in children. Brain Behav Immun Health 30, 100630, doi:10.1016/j.bbih.2023.100630 (2023).

(6) Takahashi, N. Tsuchiya KJ. et al.:The association between screen time and genetic risks for neurodevelopmental disorders in children. Psychiatry Res (in press). doi: 10.1016/j.psychres.2023.115395

児童精神医学研究の未来を考える

熊﨑博一

長崎大学大学院医歯薬学総合研究科精神神経学分野

子どものこころ研究の必要性

　少子化の流れとは逆行して、児童精神科への需要は増加の一途をたどっている。例えば小中学生の 8.8％に発達障害の可能性との報告がある[1]。中学生は 20 人に 1 人が不登校との報告もある[2]。初診患者の待機が半年を超える診療機関も少なくない。再診予約も取りにくい状況がある。診察時間も相変わらず長くなってしまっている。一方で診療報酬は相対的に低く、病院児童精神科の中には赤字となっている組織も少なくない。大学病院では児童精神科において他診療科の診療報酬の何分の 1 かとなっている現状がある。児童精神科医に学位保持者が少ない。それが一因で、大学に寄付講座こそ作られるものの主任講座は未だにできていない。斬新な研究成果によるエビデンスの確立、治療の効率化なくしては児童精神医学の未来はないといってもいい。

目の前の患者だけでなく目の前に存在しない患者を意識すること

　児童精神科医には目の前の患者を大事にする姿勢が重要なのは言うまでもない。目の前の患者にもう少し良い治療がないものかと臨床家はいつも思っている。一方で目の前には存在しない多くの患者が存在する事実もある。保護者は今すぐ受診したい気持ちで電話してくださるのに、実際医療につなが

るのは遥か先の未来である。その間の本人、保護者を思いやり、意識、想像することが研究への意欲向上につながると考えている。

忙しい中で毎日早朝に少しでも時間を確保する重要性

　児童精神科医の1日は忙しい。病院勤務医の場合、児童精神科専従の医師は少ない。多くの医師は児童精神科病棟と他病棟勤務を兼ねている（筆者も児童精神科病棟勤務時代は、スーパー救急病棟、精神科デイケアなどの勤務を兼ねていた）。日中は外来、病棟、夜は学校、児童相談所の関係者との面談でスケジュールが埋まっていた。初診の需要にこたえ初診も積極的に診ていたが、まもなく再診の枠は埋まり、初診も絞らざるをえなくなった。これは筆者に限ったことではなく全国的な傾向と言える。診療での集中力は半端がない。診療終了後に脳を活発に活動させることは難しいと思う。筆者は児童精神科病棟勤務時代、朝7時頃病院に到着し、8時半前までは研究の時間を確保するようにしていた。余談だが管理職立場となった現在も毎日の管理職及び臨床業務開始の1時間半前には出勤し、その時間だけでも研究に集中するようにしている（病院に到着するや否や、電話がかかってきて研究業務が中断することも多いが）。また土日も朝の1時間程度は研究に特化した時間を確保するように努めている。研究を毎日進めるには、臨床をはじめとした他活動開始前の脳が活発な時間帯に毎日短時間でもいいので、研究をコツコツ行うことが重要と言える。

臨床と絡める重要性

　児童精神科領域の研究を見渡すと、基礎研究と比較して特に臨床研究が進んでいないように思える。上述したように児童精神科領域には多数の課題がある。児童精神科医が日々課題と向き合っているのは言うまでもなく、児童精神科の限界といかに向き合い、臨床上の課題を設定するかがポイントである。臨床上の課題を研究テーマにすることで、日々臨床に向き合っているからこそのテーマ設定、考察につながり研究の日々の進捗につながると考えら

れる。また研究意欲の維持、向上につながると考える。

子どもの精神疾患の多様性についての対処

すべての子どもの心の病は遺伝と環境の複雑な掛け算から成る。その掛け算の結果は膨大な多様性という結果になっている。例えば自閉スペクトラム症（ASD）においても環境だけでなく、遺伝背景の多様性が強い。臨床現場でも患者の多様性に圧倒される。研究に着手する際に多様性に関する方針の設定は重要である。研究成果を生むためには①その多様性自体を研究領域として扱うこと、または②多様性を無視してグループ化することが重要と思う。多様性を無視してグループ化した研究から得られることは少ないと思う方も多いだろう。研究の世界は、膨大な研究の蓄積が必要であり、例えその研究から得られることが少なくても、その中で1つでも社会に示唆を与える研究ならば、未来の研究者につながり、社会への貢献をしたことになる。児童精神科医は、自身の研究だけで世界にインパクトを与えるという発想を時には捨てて、1つでも社会に示唆を与える、そして次の研究につながる礎となる研究をするという発想も重要と思う。

他分野との連携のすすめ

児童精神科に限定したことではないが、他分野との連携は重要である。筆者は現在まで医学系では基礎系、小児科や糖尿病内科、耳鼻科をはじめとした他診療科との連携を行ってきた。また医学以外にも文学部、教育学部、農学部、情報工学はじめ様々な学問との連携を行ってきた。例えば耳鼻科、農学部とは発達障害の嗅覚特性解明研究で連携し、その結果を報告してきた[3][4][5]。また情報工学分野とは発達障害へのロボット、Computer Graphics の研究を進めてきた[6][7][8][9][10]。連携を通して、医学系以外にも児童精神科分野への関心が高いケースは多いことを理解してきた。また他分野から見える児童精神科分野の景色は、児童精神医学からみた景色とは異なることを認識してきた。他領域の学問の進歩には目覚ましいものがある。他領域の進歩を児童

精神科分野にも還元しない手はないように思える。

AI 研究からみえる研究世界の未来

　これからの医療で遠隔診療、ロボット、AI、ビッグデータは重要なキーワードになってくる。ここでは特に AI の話を紹介する。「アルファ碁」は Google のディープマインドが開発したプログラムである。2017 年、人工知能の「アルファ碁」が囲碁でトップ棋士の 1 人であるイ・セドル棋士に勝ったことは記憶に新しい。囲碁は、将棋やチェスといったゲームの中で最も難しいと言われる中で、「アルファ碁」がトップ騎士に勝利したことは興味深い。また専門家の視点では、「アルファ碁」が打つ、対局序盤の手がその場で打つべきではないと考えられる悪手に見えたことも興味深い。解説者は、序盤は「アルファ碁」の選択に懐疑的であったが、中盤・終盤になるにつれて、「アルファ碁」の選択が絶妙な手であることを理解していった。つまり「アルファ碁」は、従来の専門家の延長の手法で勝利したのではなく、独自の手法でトップ騎士を上回ってしまったことになる。「アルファ碁」の一番の勝因は深層学習の使用にあったと言われている。一点気を付けなければならないのは、「アルファ碁」が勝利したと言われるが、正しくは「アルファ碁」を使用したプログラマーが勝利したことである。囲碁にはあまり詳しくないプログラマーが「アルファ碁」を使用したところ、トップ棋士に勝利した事実こそ重要である。臨床においても同様なことが当てはまる可能性がある。すなわち診断においては今まで重要と思われていた診断基準でないものが、治療上はむしろ重要な可能性、さらに精神療法においては、今まで診察の場でどちらかというと NG と考えられてきた声掛けが、治療を好転させる可能性が考えられる。深層学習の使用により、今まで正しいと思われていた手法とは、まったく別の切り口が患者様の正確な評価、支援につながる可能性がある。
　遠隔診療、ロボット、ビッグデータの潜在性も同様に高い。また AI の中でも Chat GPT をはじめとした Open AI が今後医学に影響を与えてくるのは間違いがない。児童精神科医がこういった最新の科学技術と融合することで、目の前の患者様に画期的な治療を提供できるかもしれない。

教示の重要性

　私は現在まで 10 年以上発達障害に対するロボットを用いた支援の研究を行ってきた。初めの頃は教示が不十分だったことが一因で、子どもたちは実験現場で不安になり、実験が進まないことがよくあった。実践的な話になるが、いかに実験中の不安を軽減して実験に参加していただくか、そのための教示のための十分な準備は重要である。

一時期研究に没頭する重要性

　上述したように毎日の臨床中心の生活の中でコツコツ時間を作ることは重要である。一方で一定期間、一度臨床を忘れてどっぷり研究することも重要かもしれない。児童精神科医の多くは精神科専門医を取得してから新たに児童精神科研修を受けている。児童精神科医として一人前になった際には、医師免許取得後から相当年が経過しており、新たに大学院進学は時間的に難しいかもしれない。留学についても同様である。

　筆者は子どものこころ専門医、学位取得後の医師 13 年目にヴァンダービルト大学に留学した。この機会は今振り返っても大きかった。留学中は臨床から解放され、早朝は執筆、昼以降は実証研究、ミーティングを行った。研究中心の生活を過ごす中で、臨床中心の生活を過ごしていた時期と比較して成果を出す責任感を持った。さらに研究中心の生活をすることで、研究を進めるためのコツを体感できた気がする。研究のコツをつかむためにも、一時期でいいので大学院生活や留学を通して臨床から離れることは重要かもしれない。

研究成果を論文化するまでやり遂げる重要性

　せっかく研究しても学会発表止まりという方が相当数いる。学会発表止まりで論文化まで行かないことはとても多い。ここで重要なポイントは、論文執筆には期限がないことである。世の中期限のある仕事が山ほどある中で、

期限のない論文執筆こそ重要というのは皮肉である（学会発表には期限がある）。学会発表したら、少しホッとしてしまい、いつまで経っても論文に着手できないケースを散見する。せっかく研究したのだから、最後まで形にする、この姿勢は研究に協力した方への最低限の恩返しという点でも重要である。

まとめ

　本稿では自分の現在までの経験を振り返り、できる限り研究のコツについて記述した。一方で、安易な研究のコツなどは存在せず、毎日の地道な努力が最重要と思う。児童精神科医の臨床にかける情熱は素晴らしい。私たちには、目の前に膨大な患者が存在するだけでなく診察待ちをしている患者が多数いる現実がある。児童精神科を必要とするすべての患者様に今よりいい医療を提供する未来のためにも、研究にも情熱をかけることが重要である。

〔参考文献〕

1）「通常の学級に在籍する特別な教育的支援を必要とする児童生徒に関する調査結果（令和 4 年）について」文部科学省、令和 4 年 12 月 13 日 https://www.mext.go.jp/b_menu/houdou/2022/1421569_00005.htm

2）「児童生徒の問題行動・不登校等生徒指導上の諸課題に関する調査」文部科学省、令和 4 年 10 月 27 日 https://www.e-stat.go.jp/stat-search/files?page=1&toukei=00400304&kikan=00400&tstat=000001112655&result_page=1

3）Okumura T, Kumazaki H, Singh AK, Touhara K, Okamoto M. Individuals With Autism Spectrum Disorder Show Altered Event-Related Potentials in the Late Stages of Olfactory Processing. Chem Senses. 2020 Jan 1;45（1）:37-44. doi: 10.1093/chemse/bjz070. PMID: 31711116.

4）Kumazaki H, Okamoto M, Yoshimura Y, Ikeda T, Hasegawa C, Saito DN, Iwanaga R, Tomiyama S, An KM, Minabe Y, Kikuchi M. Brief Report: Odour Awareness in Young Children with Autism Spectrum Disorders. J Autism Dev Disord. 2020 May;50（5）:1809-1815. doi: 10.1007/s10803-018-3710-y. PMID: 30078095.

5）神崎晶、熊﨑博一、片岡ちなつ、田副真美、鈴木法臣、松崎佐栄子、粕谷健人、藤岡正人、大石直樹、小川郁「聴覚過敏を主訴とした複数の感覚過敏を有する症例の検討―"Sensory Modulation Disorder" という疾患概念と耳鼻咽喉科医が留意すべき点について―」『日本耳鼻咽喉科学会会報』123 巻、236-242 頁、2020 年

6）Kumazaki H, Yoshikawa Y, Muramatsu T, Haraguchi H, Fujisato H, Sakai K, Matsumoto Y, Ishiguro H, Sumiyoshi T, Mimura M. Group-Based Online Job Interview Training Program Using Virtual Robot for Individuals With Autism Spectrum Disorders. Front Psychiatry. 2022 Jan 24;12:704564. doi: 10.3389/fpsyt.2021.704564. PMID: 35140635; PMCID: PMC8818697.

7）Yoshikawa Y, Kumazaki H, Matsumoto Y, Miyao M, Kikuchi M, Ishiguro H. Relaxing Gaze Aversion of Adolescents With Autism Spectrum Disorder in Consecutive Conversations With Human and Android Robot-A Preliminary Study. Front Psychiatry. 2019 Jun 14;10:370. doi: 10.3389/fpsyt.2019.00370. PMID: 31258488; PMCID: PMC6587013.

8）Kumazaki H, Muramatsu T, Yoshikawa Y, Corbett BA, Matsumoto Y, Higashida H, Yuhi T, Ishiguro H, Mimura M, Kikuchi M. Job interview training targeting nonverbal communication using an android robot for individuals with autism spectrum disorder. Autism. 2019 Aug;23（6）:1586-1595. doi: 10.1177/1362361319827134. Epub 2019 Feb 22. PMID: 30795694.

9）Kumazaki H, Yoshikawa Y, Yoshimura Y, Ikeda T, Hasegawa C, Saito DN, Tomiyama S, An KM, Shimaya J, Ishiguro H, Matsumoto Y, Minabe Y, Kikuchi M. The impact of robotic intervention on joint attention in children with autism spectrum disorders. Mol Autism. 2018 Sep 4;9:46. doi: 10.1186/s13229-018-0230-8. PMID: 30202508; PMCID: PMC6122716.

10）髙橋英之、伴碧、内田貴、島谷二郎、熊﨑博一、守田知代、吉川雄一郎、石黒浩「ロボットを用いた自己開示促進システムの心理過程のモデル化」『行動科学』57 巻 1 号、47-54 頁、2018 年（査読有）

自閉スペクトラム症の脂質代謝

松﨑秀夫

福井大学子どものこころの発達研究センター

渡邊　賢

医療法人香流会紘仁病院精神科

脂質とは

　脂質は「水に溶けないが、有機溶媒に溶ける物質の総称」と定義づけられており、単純脂質、複合脂質の2種に大別される。脂質の基幹をなす物質は脂肪酸（長鎖炭化水素の1価カルボン酸）であり、自然界に存在する天然の脂肪酸は直鎖の飽和脂肪酸か不飽和脂肪酸に分類される。生体内の脂肪酸は、アセチル CoA を材料として、主に脂肪細胞、肝の細胞質で合成される。これ以外では、腎、脳、肺や妊娠した雌の乳腺で合成が進む。脂肪酸の分解は主に肝、筋、腎のミトコンドリアで行われる。この過程で脂肪酸は β 位の酸化によって再びアセチル CoA に還元され、TCA サイクルを経て最終的に ATP を生む。これを「脂肪酸の β 酸化」という。

　単純脂質は炭素・水素・酸素からのみ構成され、脂肪酸および脂肪酸とアルコールが結合したエステルをさす。各種脂肪酸・中性脂肪・セラミド・ワックス・ステロイドがこれに属する。複合脂質は炭素・水素・酸素のほかに硫黄・窒素・リン・糖などを含み、リン脂質・糖脂質・リポタンパク質に大きく分類される。リン脂質と糖脂質は、いずれもグリセロールを基本骨格とするグリセロ脂質、スフィンゴイドを基本骨格とするスフィンゴ脂質に細分化される。リポタンパク質は、疎水性である脂質が動物の末梢血中を運搬されるときの様態で、脂質とアポリポタンパク質が結合してミセルを形成した球体を

いう。大きさによってカイロミクロン、超低密度リポタンパク質（VLDL）、低密度リポタンパク質（LDL）、高密度リポタンパク質（HDL）に分類される。リポタンパク質によって血中を循環する脂質は、遊離脂肪酸・コレステロール・中性脂肪・リン脂質の４種である。

　生体での脂質の機能は、①細胞膜構造の維持、②エネルギーの供給、③シグナル伝達、の３つに大別されるが、それぞれは互いに密接な関係にある。たとえば脂肪酸は各種脂質の材料となるほか、ミトコンドリアでのエネルギー産生、核内受容体のリガンドとしてシグナル伝達でも重要である。コレステロールは動物の生体膜の構成成分であるほか、胆汁酸やステロイドホルモンの前駆体となる。中性脂肪は体内で過剰となったエネルギーを蓄積する役割を担う。疾患の脂質代謝研究では、こうした脂質の生理学的特性を念頭において進める必要がある。

自閉スペクトラム症の脂質代謝

　自閉スペクトラム症（ASD）は、コミュニケーション・社会的相互作用の障害、限局した興味と行動、感覚過敏を臨床的特徴とする神経発達症であるが、その分子病態機序は不明である[1]。ASD での脂質代謝研究は Smith-Lemli-Opitz 症候群（SLOS）の臨床報告に端を発している。SLOS は先天的にコレステロール合成酵素 7-dehydrocholesterol reductase が機能不全となる疾患で、SLOS 患者は体内でのコレステロール合成が不十分となるうえ、約半数に ASD を合併する[2]。この報告以降、ASD と脂質の関連に関心が高まり、アスペルガー症候群の成人男性では血中のコレステロール・中性脂肪がともに高いとの報告[3] や、ASD 男児では血中中性脂肪が高く、HDL コレステロールが低いなどの所見が報告された[4]。しかし、いずれも対象者は 30 例未満とサンプルサイズが小さく、診断基準も厳密ではなかった。

　そこで筆者らは宮城県立こども病院と NPO 法人アスペ・エルデの会の協力を得て、DSM-IV-TR と Autism Diagnostic Interview-Revised（ADI-R）を用いて選択した ASD 児童（2～19歳）200 名以上を対象に採血を行い、年齢層を合わせた定型発達（TD）児童の血液検体とともにゲル濾過 HPLC 法・

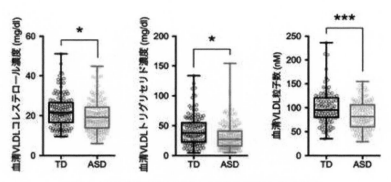

図1．ASD 児童では VLDL 特異的低脂血症を示す。

質量分析で比較する脂質解析を行った。その結果、ASD 児童では脂質の分解で生じる代謝産物が増大し、VLDL 特異的な低脂血症を合併していた（図1）[5]。さらに血清中の遊離脂肪酸の濃度の高さは ASD 児童の社会性障害の指標と正の相関を示した（図2）[5]。このとき、VLDL を分解する代謝酵素 LPL の活性が亢進していることも見出された[6]。これらの結果から、ASD 児童の血液中では VLDL 粒子の特異的分解が進行しており、その結果として生じる遊離脂肪酸の増加が ASD の成因と関連している可能性を示している。

　この研究成果に先立ち、Corbett らは質量分析法を用いて、4歳から6歳までの ASD 児童血清と TD 児童血清のタンパク質を網羅的に捉えるプロテオーム解析を行い、ASD 児に特異的なアポリポタンパク質 B-100（ApoB）濃度の減少、C1q、FHR1、fibronectin 1 濃度の増大を見出していた[7]。筆者らが所有する ASD 児童の血清でもアポリポタンパク質サブタイプの全種類をサスペンジョンアレイで測定したところ ApoB の減少が確認され、VLDL 分画の減少と有意に相関していた（図3）[5]。ApoB は VLDL と LDL に発現するが HDL には発現しない。また、ASD 者の LDL 分画は健常者と有意差がないため、以上を総合すると ASD 者での ApoB の血中濃度は VLDL 分解亢進によって二次的に減少した可能性が考えられる。その原因については、ASD 者の脳内 Microglia の活性化が死後脳組織の検証によって示されていること[8]、ASD 者で Macrophage migration inhibitory factor（MIF）のプ

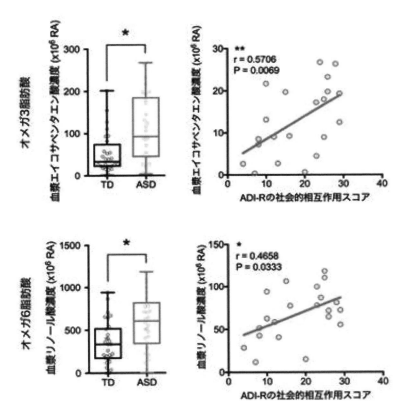

図2. ASD 児童で増加した遊離脂肪酸（エイコサペンタエン酸［ω3脂肪酸］，リノール酸［ω6脂肪酸］）は ADI-R の社会的相互作用の指標と相関を示す。

ロモーター遺伝子多型および血清中 MIF 濃度と ASD 症状の重さに有意な正の相関がある[9] ことから、末梢血中で循環している Macrophage の関与が疑われる。MIF は異物侵入場所に Macrophage をとどめる作用を持っており、ASD では MIF の集積によって末梢血管における Macrophage の活性化が示唆される。Macrophage には VLDL を貪食して動脈硬化を誘導する性質があることから、ASD 者の VLDL 脂質低下は Macrophage の活性化によって生じているのかもしれない。のちに Tierney らは、Autism Genetic

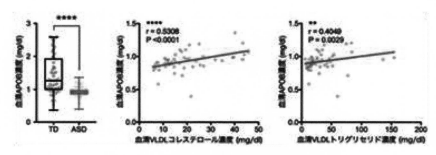

図3．ASD 児童では血清中 APOB が低下し，
VLDL の血清中濃度低下と相関を示す。

Resource Exchange（AGRE）に参加する ASD 児童が 2 人以上いる家族では HDL、ApoA1、ApoB の量が減少していること、このレベルが低い ASD 児童ほど他の ASD 患者よりも適応機能が低いことを確認した [10]。

　米国ボストン小児病院では、ASD 児童 25,514 人をふくむ 275 万人の医療記録をもとに、医療保険請求、電子医療記録、家族の遺伝子配列、発生遺伝子発現パターンのアトラスなどの大規模なデータセットを統合する包括的なアプローチによって、ASD と脂質異常症との間に関連性がある可能性を示した [11]。この研究で特定されたエクソンクラスター間の重複から見出された 33 個の共通点にはリポタンパク質の制御に関与する遺伝子のエクソンが含まれており、著者の Luo らはこれらの遺伝子の変異により ASD 児童の血中脂質レベルが異常を示す可能性があるとしている。

脂質代謝所見は ASD 診療に役立つか

　ASD 児童の血中脂肪酸代謝については、一般には EPA・DHA をはじめとする ω 3 脂肪酸の低下が報告されてきた [12] [13]。中枢神経の発達には ω 3 脂肪酸が密接に関連することから ASD に DHA・EPA の臨床効果が期待されたが、ω 3 脂肪酸単独の経口投与による治療効果は認められていない [14]。Bostwick らは、ASD 児童 200 名を対象に、出生後の ASD 診断を予測する母体や新生児の末梢血中多価不飽和脂肪酸（PUFA）レベルを調べる目的

で縦断的な症例対照研究を実施した。しかし母体や新生児の血中 PUFA レベルと出生後の ASD 特性に有意な関連はなかった[15]。一方、近年は大規模な ASD オミクス研究によって、神経発達に関連する他の症状と脂肪酸との相互作用が明らかにされてきている。オーストラリアの 765 人の児童（うち ASD 児童 485 人）を対象にした血漿リピドーム解析では、DHA サプリメントの服用が FADS 遺伝子クラスターを介して睡眠障害と逆相関していることが見出された[16]。ただし睡眠と DHA の因果関係はわからないとしている。先述のように ASD における ω 3 脂肪酸の投与効果には否定的な報告があるが、それは ASD 特性に対する効果であり、この研究は ASD の睡眠障害が ω 3 脂肪酸の標的になる可能性を示唆している。

　ASD の成因を巡っては、妊娠中の母体に生じる炎症が引き起こす母体免疫活性化（MIA）が胎児への刺激となり、脳神経回路の発達遅延、興奮／抑制バランスの撹乱を介して出生後の ASD 特性を導くとの仮説がある[17]。しかし、この仮説を実証する MIA の本態が何かは知られていない。ASD 環境要因候補として米国で問題視されている除草剤グリホサートを妊娠マウスに摂取させると、出生したマウスではアラキドン酸由来のエポキシ脂肪酸（EpFA）発現が脳内で抑制されたうえ ASD 様行動が認められる[18]ことから、筆者らはヒト出生時の臍帯血中の EpFA 代謝に着目し、浜松母子出生コホートにより臍帯血中 EpFA 代謝と出生児童の発達の関連を網羅的に探索した。この結果、臍帯血中のアラキドン酸由来 EpFA 濃度との有意な相関はなかったが、EpFA からエポキシド加水分解酵素により代謝されて生じるジヒドロキシ脂肪酸の diHETrE の濃度が Autism Diagnostic Observation Schedule（ADOS）の重症度スコアと唯一有意に相関していて、出生後の ASD 症状の重症度を有意に予測することがわかった。さらに、このサブタイプの 1 つ 11,12-diHETrE は出生児の Vineland Adaptive Behavior Scales（VABS）スコアの社会適応機能にも強い関連を示すことを見出した（投稿中）。EpFA は抗炎症作用をもつ一方でジヒドロキシ脂肪酸は炎症作用を有しており、MIA への関与が疑われる。ASD 特性の源流には、胎生期の EpFA 代謝環境が関わるのかもしれない。この所見が出生子の ASD 発症を導くのかどうか、さらなる研究を進めたい。

〔文献〕

(1) Sullivan, P. F. & Geschwind, D. H. Defining the Genetic, Genomic, Cellular, and Diagnostic Architectures of Psychiatric Disorders. Cell vol. 177 162–183 Preprint at (2019).

(2) Bukelis, I., Porter, F. D., Zimmerman, A. W. & Tierney, E. Smith-Lemli-Opitz syndrome and autism spectrum disorder. Am J Psychiatry 164, 1655–61 (2007).

(3) Dziobek, I., Gold, S. M., Wolf, O. T. & Convit, A. Hypercholesterolemia in Asperger syndrome: independence from lifestyle, obsessive-compulsive behavior, and social anxiety. Psychiatry Res 149, 321–4 (2007).

(4) Kim, E.-K., Neggers, Y. H., Shin, C.-S., Kim, E. & Kim, E. M. Alterations in lipid profile of autistic boys: a case control study. Nutr Res 30, 255–60 (2010).

(5) Usui, N. et al. VLDL-specific increases of fatty acids in autism spectrum disorder correlate with social interaction. EBioMedicine 58, (2020).

(6) Hirai, T. et al. Increased plasma lipoprotein lipase activity in males with autism spectrum disorder. Res Autism Spectr Disord 77, (2020).

(7) Corbett, B. et al. A proteomic study of serum from children with autism showing differential expression of apolipoproteins and complement proteins. Mol Psychiatry 12, 292–306 (2007).

(8) Vargas, D. L. et al. Neuroglial activation and neuroinflammation in the brain of patients with autism. Ann Neurol 57, 67–81 (2005).

(9) Grigorenko, E. L. et al. Macrophage migration inhibitory factor and autism spectrum disorders. Pediatrics 122, e438-45 (2008).

(10) Tierney, E. et al. Sterol and lipid analyses identifies hypolipidemia and apolipoprotein disorders in autism associated with adaptive functioning deficits. Transl Psychiatry 11, (2021).

(11) Luo, Y. et al. A multidimensional precision medicine approach identifies an autism subtype characterized by dyslipidemia. Nat Med 26, 1375–1379 (2020).

(12) Vancassel, S. et al. Plasma fatty acid levels in autistic children. Prostaglandins Leukot Essent Fatty Acids 65, 1–7 (2001).

(13) Wiest, M. M., German, J. B., Harvey, D. J., Watkins, S. M. & Hertz-Picciotto, I. Plasma fatty acid profiles in autism: a case-control study. Prostaglandins Leukot Essent Fatty Acids 80, 221–7 (2009).

(14) Politi, P. et al. Behavioral effects of omega-3 fatty acid supplementation in young adults with severe autism: an open label study. Arch Med Res 39, 682–5 (2008).

(15) Bostwick, A. et al. Polyunsaturated Fatty Acids in Newborn Bloodspots: Associations With Autism Spectrum Disorder and Correlation With Maternal Serum Levels. Autism Research 13, 1601–1613 (2020).

(16) Yap, C. X. et al. Interactions between the lipidome and genetic and environmental factors in autism. Nat Med 29, 936–949 (2023) .

(17) Han, V. X. et al. Maternal acute and chronic inflammation in pregnancy is associated with common neurodevelopmental disorders: a systematic review. Transl Psychiatry 11, (2021) .

(18) Pu, Y. et al. Maternal glyphosate exposure causes autism-like behaviors in offspring through increased expression of soluble epoxide hydrolase. PNAS U.S.A. 117, 11753–11759 (2020) .

多様性を考慮した幼児脳機能研究

菊知　充

金沢大学医薬保健研究域医学系精神行動科学

神経発達症における生物学的研究の意義

　精神疾患の診断体系である「精神疾患の診断・統計マニュアル：ＤＳＭ」に基づく研究が、臨床神経科学や遺伝学における新たな進歩を上手く活用できていないとする問題提起があった。そこで、アメリカ国立精神衛生研究所が研究領域基準（Research Domain Criteria）という開発計画を推進している。この研究領域基準プロジェクトは、疾患を従来の操作的診断カテゴリーにとらわれず、生物学的かつ疾患横断的な視点を取り入れた枠組みで捉えなおそうとする試みでもある。そして、精神疾患は複雑な遺伝・環境要因と発達の段階ごとに特徴づけられる脳の神経回路の異常によって起こるという仮説に基づいている。この取り組みは、統合失調症圏や感情障害圏のみならず、神経発達症についても拡張されている。中でも脳機能画像研究は、遺伝型と表現型（こころの症状）を結ぶ脳由来の生物学的指標としての意義があると考えられている。

　例えば自閉スペクトラム症（ASD）は遺伝子の寄与率がある程度認められることから、浸透度の高い関連遺伝子が見つかる事が期待され網羅的かつ大規模な研究がなされてきた。しかしながら、「自閉スペクトラム症」全体を明確に説明するために十分な効果量をもった関連遺伝子は見つかっていない。理由としては、多様な臨床症状の一つ一つに、異なる遺伝子が弱く関連

しているために、多様な症状を示すASDを全体として説明しきれていない可能性がある。あるいは、疾患にある程度強く関連（高い浸透度）する遺伝子があったとしても、疾患のごく少数例にしか関連していないため、ASDをひとまとめにして大規模な調査をすると、高い効果量のある遺伝子として見つけ出せない場合もある。さらに事態を複雑にしているのは、同じ自閉症関連遺伝子でも、胎芽期・胎生期から出生後の発達期における種々の環境因子が、その発現パターンに影響を与え、時には何等かの保護作用により影響が小さくなる場合もあれば、その逆の場合も想定される事である。つまり、遺伝要因と環境要因が複雑に絡み合った結果として、ASDの主症状である社会性の障害に至ると考えられる。このように複雑に交互作用を有する2つの要因（遺伝と環境）と、臨床症状の関係を紐解くことは容易なことではない。それゆえに生物学的表現型として出来上がった脳の特徴は、2つの要因（遺伝と環境）と、神経発達症の多様な臨床症状の関係を解き明かすための中間に位置する表現型として重要である。そして、Research Domain Criteriaが目指すように、神経発達症および精神疾患全体の診断の再構築の一助になることが期待されている。今後の遺伝子および標準的な脳画像研究において重要なことは、国際的に利用可能な標準化された評価尺度を用いて、国際レベルで協力して大きなデータベースを構築していくことである。

脳機能測定法と特徴

　脳機能画像には測定環境や測定精度など、それぞれ長所と短所が存在する。まずは様々な脳機能画像装置の測定内容と、実運用におけるメリット・デメリットの概要を表1に示す。MEG、EEG（脳波）は、幼児においても安全にストレスも比較的少なく実施可能である。MRIは安全であっても長時間の連続的な静止保持が必要である。そのため、覚醒状態の幼児には困難な場合もある。PETは、分子レベルの病態メカニズム解明のために、重要な情報をもたらす。しかし放射線被ばくを伴うため、研究利用においては成人が対象に限られている。次に、機能画像の意味を理解した上で、その時間分解能と空間分解能について理解することも重要である。EEGおよびMEGは、

表 1　測定機器のターゲットと実施条件

PET	MEG	EEG
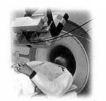	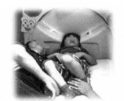	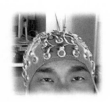
分子イメージング 施行時間 60 〜 90 分 メリット：代謝や受容体，トランスポーター等，脳内のシステムを測定できる デメリット：被ばくがあり，研究目的に未成年には困難。設置施設が少ない。コスト高。	神経の活動を記録 準備　10 〜 20 分 施行時間 10 〜 40 分 メリット：侵襲性なし ストレスが少ない 電極装着の必要がない 母親の傍らで施行可能 時間分解能が高い 幼児にも優しい デメリット：設置施設が少ない。幼児に合わせたシステムは世界的に希少。コスト高。	神経の活動を記録 準備　10 〜 20 分 施行時間 10 〜 40 分 メリット：侵襲性なし コスト低 時間分解能が高い ポータビリティが高い デメリット：電極数が多く，幼児の場合，電極装着がストレスになる。空間分解能が低い。

MRI	NIRS
Functional MRI Diffusion tensor image：DTI Nuclear Magnetic Resonance Spectroscopy MRS	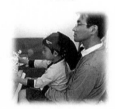
脳の構造（MRI, DTI）や血流（fMRI），物質（MRS）の測定 施行時間 5 〜 40 分 （測定方法による異なる） メリット：侵襲性なし 空間分解能が高い 測定内容の応用範囲が広い デメリット：測定中，長時間動かないことが重要。6 歳以下の覚醒状態では困難。	脳血流の変化を記録 準備　5 〜 10 分 施行時間　5 〜 10 分 メリット：侵襲性なし 母親の傍らで施行可能 ポータビリティが高い デメリット：頭皮など脳以外の血流変化も反映される。頭の動きが，基線に影響することも多く，体動が多い場合は解釈は慎重に。

ミリ秒単位の極めて高い時間分解能があり、神経活動そのもののダイナミクスを捉えている。

成長曲線の違いの重要性

　神経発達症の研究においては、年齢によって異なる結果になる可能性を想定しなければならない。調べようとしている行動様式や認知機能、脳機能によって、成長曲線そのものが神経発達症と定型発達と異なっている可能性が想定される（図１）。つまり、焦点を当てている症状、脳機能測定の手法、そして対象とする年齢の違いにより、定型発達と神経発達症の比較研究は結果が異なるのである。過去の研究結果との比較においても、対象とする年齢帯が異なると、大小関係が反対になることすらある。あるいは、対象年齢層の幅が広いと、２群の差が消えてしまう可能性もある。このような理由から、神経発達症において成長曲線が未知である事象について、定型発達児で比較する場合には、なるべく年齢帯を絞り込み、十分な被験者数で比較することが大事である。あるいは、十分な研究期間と費用が許されるのであれば、幅広い年齢帯で十分な被験者数でデータ収集し、ASD児と定型発達児それぞれに成長曲線を比較することが望ましい。

　脳について話を絞るならば、成長曲線の違いについては、死後脳研究でも指摘されASD者の脳は早熟であるという仮説も提唱されてきた。例えばCourchesneらは、生後２〜３年ASD幼児は定型発達幼児に比べて脳のサイズが大きく、加齢とともに健常児と等しくなることを報告した[1]。背景にある細胞レベルのメカニズムについては、まだ十分には分かっていないものの、これまで様々な脳機能研究が、ＡＳＤと定型発達では成長曲線が異なるという事実を支持してきた。我々も聴覚野の音声に対する反応の成長パターンにおいて、ＡＳＤ幼児の異質性を報告してきた[2]。

神経発達症の多様性の重要性

　神経発達症にはASD、注意欠陥多動性障害（ADHD）や学習障害、発達

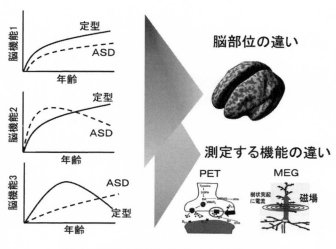

図1　未知の成長曲線の違いに注意

性協調運動障害、コミュニケーション障害、知的障害などがある。純粋なケースは少なく、実際の臨床現場ではそれぞれが緩やかに合併したような複雑な症状を呈しているケースが殆どである。そのため、病態メカニズムを解明するための生物学的研究においては、これらの複数の神経発達症が複雑に絡み合った症状を包括的に評価し、そのうえで生物学的指標との関連を分析していくことが必須である。例えば、ASD の研究をする際に、過去に言語発達の遅れがあったかどうかで、脳機能には違いが現れてくる[3]。実際に多様な神経発達症を合併する ASD の集団を、もし ASD を代表するものとして症状を考慮せずに定型発達と比較すると、高い効果量のある脳の特徴が検出できなくなる恐れがある。あるいは、もしもごく一部特殊な ASD に強く関連する脳機能の特徴があったとしても、それはごく一部の ASD の脳の特徴でしかないために、他の ASD とともに、ひとまとめにして比較してしまうと、高い効果量のある脳の特徴として検出できなくなる。この問題は、あらゆる研究に共通する。現在のところ、神経発達症の診断分類は「名目主義的」であり、神経発達症の本質は、まだまだ不明確であるという現実を念頭に置く必要がある。そして、スペクトラムとして診断が拡張され、時代とともに有

病率が上がるにしたがって、定型発達との差が小さくなってきていることも、過去の研究と比較する際には考慮すべき事である[4]。診断基準も時代とともに変わることから、可能な限り広範囲に症状評価を行いながら研究を進めることが重要である。

研究成果の臨床応用におけるピットフォール

　新たな生物学的あるいは行動指標に基づく研究において、神経発達症児と健常児の間で有意差が見つかった場合、その結果が直ちには一般化できないことを強く意識しておく必要がある。研究結果はこれまで述べてきたように、多様な症状および多様な発達パターンにおける、一つのパズルのピースに過ぎず、多角的なアプローチの積み重ねが必要である。新たな研究成果は重要であり、新たな知見をもたらす可能性があるものの、その解釈には慎重さが欠かせない。まず、研究デザインの妥当性と統計的な信頼性を確認することが重要である。そして、実世界において完璧は存在しないことから、一度の測定結果だけで重大な結論を導くことは避けるべきである。

　新指標を臨床の診断に役立てる場合には、より慎重になるべきである。近年は機械学習により、診断精度が極めて高い成果が次々と報告されている。しかしながら、交差検証などにより過学習の対策を行っていても、実際にはデータの偏りにより、未知のデータに対する汎化性能が低下することが現実である。特に、脳画像による精神疾患の診断は複雑に多くの要因が関与するため、相当なサンプル数が必要であると考えられ、常に慎重であるべきである。

　もし、上記の論点から十分な研究成果が得られたとしても、それを臨床で活用する側が正しく限界を理解できるようにする必要がある。つまり感度と特異度を十分に考慮しなければならない。思慮のある医療専門家は、常に複数の情報と診断手法を併用することで、より確実な診断と患者のケアに努めている。しかしその一方で、一部の臨床家は目新しい研究成果については過大に評価して、限界をあまり考慮せずに活用してしまうかもしれない。それを防ぐために、研究者側は論文において慎重に限界を記載すべきである。これは、脳機能測定などによる観察研究だけではなく、新規の介入研究にも言

えることである。新しい技術を導入すると世間の注目を集めることにはなるが、研究成果があたかも一般化できるように説明したりすることには慎重であるべきである。例えば、介入効果判定において、極めて限定的な現象を切り取って、ＡＳＤに効果的であると主張するのはあまりにも単純化しすぎている。これらは研究デザインの外的妥当性の問題であり、さらに、研究者が開発物と利益相反関係にある場合には、研究倫理の問題が懸念される場合もあるため、絶えず、研究の公正性や透明性に心がける必要がある。

〔文献〕

1) Courchesne E, et al. Mapping early brain development in autism. Neuron. 2007;56 (2) :399-413.
2) Yoshimura Y, et al. Atypical development of the central auditory system in young children with Autism spectrum disorder. Autism Res. 2016;9 (11) :1216-26.
3) Yoshimura Y, et al. Altered human voice processing in the frontal cortex and a developmental language delay in 3- to 5-year-old children with autism spectrum disorder. Sci Rep. 2017 Dec 7;7 (1) :17116.
4) Mottron L, et al. Autism spectrum heterogeneity: fact or artifact? Mol Psychiatry. 2020;25 (12) :3178-85.

コホート研究

土屋賢治

浜松医科大学子どものこころの発達研究センター
大阪大学大学病院連合小児発達学研究科

コホート研究とは？

　コホート研究（cohort study）とは、事象の発生率（incidence）を知ることを第一の目的とする疫学的研究手法およびそれを用いた研究全般をさす。「事象」（event）とは疾病の発生をはじめとして、計測可能なできごとであればなんでもよい。研究者はある特定の集団（コホート）を定義し、それを縦断的、すなわち時間経過にそって順行的に追跡しながら事象発生数を計測し、その集団の背景にある母集団における発生率を統計学的に推定する[1]。新生児集団を対象とするコホート研究は、出生コホート研究（birth cohort study）と呼ばれる。

　コホート研究には、追跡とサンプルサイズの確保というコストがかかる。一方で、コホート研究が他の研究手法と比較して圧倒的に優位に立つ状況に以下の3つが考えられる。

①事象の発生率を知りたいとき
①事象の発生に因果的に関与する危険因子、とくに原因となる可能性の高いものを高い信頼度で探索したいとき
②事象の発生状況や経過を経時的に観察したいとき、たとえば神経発達症がいつ、どのようにはじまり、典型的な表現型を示すに至るかを観察し

たいとき。

　神経発達症は乳児期、幼児期、学童期、青年期にかけてその表現型を変化させることが知られている。したがって、神経発達症に関連する行動学的変化の発生状況とその経過（発達軌跡、ともいう）そのものの計測・記述に価値がある [2)3)]。

コホート研究の要素

　コストの大きなコホート研究を成功させるには、十分な準備が必要である。①資金、②メンバー、③研究倫理、④研究プロトコル（背景、目的、方法【だれを集めるか、何を測定するか、どういう解析をするか】、予想される結果と意義を文書にまとめたもの）の４点について、研究開始のどんなに遅くとも１年くらい前までに方針が固まっているのが望ましい。

　どの程度の資金を用意すべきかを一概に述べるのは難しい。当該研究チームの経済的体力が脆弱であれば、競争的資金をかき集めてスタートしても、中断してしまうと被験者に迷惑がかかる。小さな研究チームがコホート研究を進めるならば、独立志向よりも「寄らば大樹の陰」が賢明である。データを自分だけのものにせず、知り合いの研究者や同業のコミュニティとともに使っていくことを念頭に、さまざまな研究者たちと共同研究プロジェクトを組み、より規模の大きい研究助成を共同で獲得することも考慮すべきである。

　協働するメンバー選びにルールはないが、子どもや保護者と触れ合うことの多い研究の性質上、多様性がむしろ望まれる。医療職や心理職で固めるよりも、専門性の高い人とそうでない人、年齢の高い人と低い人、女性と男性など、子育て経験のある人とない人など、多様な人材があっていい。さまざまな志向をもつ参加者との接点が多くなるからである。なお、コホート研究の運営は一般に年単位に及ぶため、同一のメンバーで研究を完遂することはむしろ例外的である。

　研究倫理についても細かには触れないが、マメに申請書をアップデートして倫理委員会に届け出をすること、重要性の高い業務であるが内容はとても

事務的で細やかな対応を求められ担当者はストレスフルであること、それを減らすために機関の事務職とのよい関係を築いておくことは重要である。

　研究プロトコルは、この通りに研究を実施すればデータがあつまる、という明快さで編まれるべきである。通常、科学論文のような体裁で記されており、一般に「背景」「目的」「方法」「期待される結果と意義」などの見出しがつけられることが多い。「背景」とは、研究の仮説やリサーチクエスチョンが生み出されるまでの事実や科学的知見の積み重ねの整理をする箇所。「目的」とは、仮説またはリサーチクエスチョンを明示する箇所。「方法」では、どのようにすればリサーチクエスチョンを解くため情報が得られ、解析ができるかを明示する箇所。次の節では、「方法」に示すべき３つの内容と、その内容の設定の仕方について紹介する。

研究プロトコルに書かれるべき３つ

（1）だれを集めるか

　コホート研究の重要な特徴は、事象が発生するよりも前に被験者を募ることにある。そのメリットは、選択バイアスを最小限にできることにある。選択バイアスは事象の発生状況を見えにくくする。たとえば医療機関を受診した神経発達症児・者のみを対象とする研究では、選択バイアスのために、正確な神経発達症の発生状況がみえない。したがって、選択バイアスから自由であるとは、被験者募集に制約や偏りを少なくすることにほかならない。ところが、選択バイアスを減らそうとすると、被験者募集に制約が伴う。第１に、募集する被験者数を大きくしなくてはならない。事象が発生していない段階で募集するのであるから、募集した被験者のうち何％が事象を発生するか見通しをつけて募集人数を決める。この際に、サンプルサイズの算出（sample size calculation）をするとよい。仮説を検証した結果として得られる効果量（effect size）を３つほど想定し、パラメータとしての第１種過誤と第２種過誤の確率をそれぞれ５％、20％（10％を推奨する専門家もいる）と設定すれば、統計ソフトウェアが適切な被験者数を推定してくれる。その一例として筆者らの試みを参照されたい[4]。第２に、事象が発生することのない年齢で

募集する必要がある。事象＝神経発達症とするならば、被験者の募集は2歳では遅く、せめて1歳、できれば生後すぐ、または生まれる前が理想的である。事象＝不登校、とするならば、小学校に入る前が理想的である、といえる。しかし、その事象が生ずることがほとんどない低年齢で被験者を募ると、その後の追跡期間が長くなりコストが大きくなる。

（2）何を測定するか

　研究プロトコルに記されたリサーチクエスチョンに答えられる内容を反映する変数を多面的・複数回にわたって（複数の尺度を用いて、2つ以上の年齢において）計測するのが原則である。事象＝神経発達症として神経発達症の計測を行うのであれば、臨床診断の有無だけではなく、半構造化面接を用いた診断的評価や、社会応答性尺度（SRS-2）などの評価尺度を用いた計量心理学的評価を、適切な年齢で、可能なら2度以上（たとえば、3歳時と8歳時のように）行うとよい。神経発達症群に含まれるカテゴリーは自閉スペクトラム症以外にも注意欠如・多動症や限局性学習症、運動症などを考慮に入れて計測しておくと、当初仮説として考えていなかった疑問に取り組むことができる。せっかく大規模で長期にわたって研究を運営するのだから、先行研究でよく採用されている計測系についてよく文献レビューし、そのままそれを取り入れてもよい。筆者が運営する浜松母と子の出生コホート研究の計測内容をまとめた[5) 6)]。

　コホート研究では、測定内容に加えて追跡の期間も検討し、プロトコルに盛り込んでおく。短いコホート研究は1、2年で終了することもあるが、筆者らの浜松母と子の出生コホート研究がそうであるように、10年を超える追跡を行うものも少なくない。追跡中の脱落は選択バイアスを呼び込み、結果をゆがめる。したがって、追跡を減らす戦略を立てておくことは運営の勘所の一つである[4) 7)]。ポイントは、適切な面接時間の設定（長すぎず、短すぎず。脱落率と面接時間との関連を検討した Lynn ら（2009）によれば、1回あたり40分弱程度が最適であるという）、適切なインセンティブの設定（ニュースレター、ノベルティ、など）、被験者がコホート研究に参加することに意義を見出せることである[7)]。

(3) どういう解析をするか

　相関の解析や、多重線形回帰、多重ロジスティック回帰など、よく知られた統計解析を選択することで、何らかの先行要因がのちの事象の発生に因果的に関連をしめす、という形のシンプルな知見を手に入れられる。ところが、コホート研究を続けるうちに、「○○は××の危険因子である」「△△は□□を予測する」という、結果は正しいけれどもそれにどういう意味があるのか、臨床的に価値があるのかどうかよくわからない知見ばかりが積みあがっていくこともある。このようなマンネリ化を避ける唯一無二の方法は、研究プロトコルを編んだ後でもあらたな研究仮説を作り続けていくことである。また、臨床の現場から生まれるアイディアをいかに研究仮説に落とし込むか、という視点も失ってはならない。この視点は、あたらしい解析方法を知りたいという欲求につながる。従来の単純回帰モデルから、事象の発生を経時的にとらえることを得意とする統計モデル（たとえば、成長曲線解析）、事象の多様性に注目してグルーピングを可能にする統計モデル（たとえば、潜在クラス分析）、先行要因と事象との関連を強めたり弱めたりする媒介因子の関与を検討する統計モデル（たとえば、媒介分析、因果分析）に移行することで、より臨床的に価値のある知見を手に入れるチャンスが高まることもある。

〔文献〕

（1）Rothman KJ, Greenland S. Modern Epidemiology. Boston: Lippincott Williams & Wilkins; 1998.

（2）Lord C, Bishop S, Anderson D. Developmental trajectories as autism phenotypes. Am J Med Genet C Semin Med Genet. 2015;169（2）:198-208. doi: 10.1002/ajmg.c.31440. PubMed PMID: 25959391; PubMed Central PMCID: PMCPMC4898819.

（3）Nishimura T, Takei N, Tsuchiya KJ, Asano R, Mori N. Identification of neurodevelopmental trajectories in infancy and of risk factors affecting deviant development: a longitudinal birth cohort study. Int J Epidemiol. 2016;45（2）:543-53. doi: 10.1093/ije/dyv363. PubMed PMID: 26874928.

（4）Tsuchiya KJ, Matsumoto K, Suda S, Miyachi T, Itoh H, Kanayama N, et al. Searching for very early precursors of autism spectrum disorders: the Hamamatsu Birth Cohort for Mothers and Children（HBC）. J Dev Orig Health Dis. 2010;1（3）:158-73. doi: 10.1017/s2040174410000140. PubMed PMID: WOS:000289906400003.

（5）土屋賢治、西村倫子、奥村明美、原田妙子、岩渕俊樹、高橋長秀「子どもの神経発達と神経発達症を知るための疫学研究プロジェクト―浜松母と子の出生コホート研究（HBC Study）について」『精神医学』63 巻 4 号、469-477 頁、2021 年

（6）Takagai S, Tsuchiya KJ, Itoh H, Kanayama N, Mori N, Takei N, et al. Cohort profile: Hamamatsu Birth Cohort for Mothers and Children（HBC Study）. Int J Epidemiol. 2016;45（2）:333-42. doi: 10.1093/ije/dyv290. PubMed PMID: 26519951.

（7）Golding J, Birmingham K. Enrollment and response rates in a longitudinal birth cohort. Paediatr Perinat Epidemiol. 2009;23 Suppl 1:73-85. doi: 10.1111/j.1365-3016.2008.01001.x. PubMed PMID: 19490447.

編集を終えて

　読者の皆様いかがでしたでしょうか。児童精神医学が臨床から研究まで幅広いことがわかって頂けたと思います。若い先生方に参考にして頂き、日本の児童精神医学がさらに進歩していくことを願っています。今回執筆頂いた先生方は私の知己の先生方です。しかしながら、児童精神医学の分野には、臨床や研究に従事する多くの尊敬する先輩方がおられます。そのことを最後にお断りしておきます。

編者

中村和彦

●執筆者一覧（執筆順）

中村和彦（なかむら かずひこ）＝編者
　弘前大学大学院医学研究科神経精神医学講座教授

宮脇　大（みやわき だい）
　大阪市立総合医療センター児童青年精神科部長

杉山登志郎（すぎやま としろう）
　福井大学子どものこころの発達研究センター客員教授

三上克央（みかみ かつなか）
　東海大学医学部医学科総合診療学系精神科学教授

木村一優（きむら かずまさ）
　医療法人社団新新会多摩あおば病院副院長

鈴木　太（すずき ふとし）
　社会医療法人杏嶺会上林記念病院こども発達センターあおむしセンター長
　福井大学子どものこころの発達研究センター地域こころの支援部門特命准教授

太田豊作（おおた とよさく）
　奈良県立医科大学医学部看護学科人間発達学教授

小野和哉（おの かずや）
　聖マリアンナ医科大学神経精神科学教室特任教授

杉本篤言（すぎもと あつのり）
　新潟大学大学院医歯学総合研究科地域精神医療学講座特任准教授

本多奈美（ほんだ なみ）
　東北大学大学院教育学研究科教育心理学講座臨床心理学分野准教授

福地　成（ふくち なる）
　東北医科薬科大学病院 精神科 病院准教授
　公益社団法人宮城県精神保健福祉協会みやぎ心のケアセンターセンター長

斉藤まなぶ（さいとう まなぶ）
　弘前大学大学院保健学研究科総合リハビリテーション科学領域教授

辻井農亜（つじい のあ）
　富山大学附属病院こどものこころと発達診療学講座客員教授

金生由紀子（かのう ゆきこ）
　東京大学大学院医学系研究科脳神経医学専攻統合脳医学講座こころの発達医学分野准教授

馬越秋瀬（うまこし あきせ）
秋田大学大学院医学系研究科精神科学講座助教

三島和夫（みしま かずお）
秋田大学大学院医学系研究科精神科学講座教授

廣田智也（ひろた ともや）
カリフォルニア大学サンフランシスコ校（Associate professor University of California San Francisco Department of Psychiatry and Behavioral Sciences）

二宮貴至（にのみや たかし）
浜松市精神保健福祉センター所長

古川愛造（ふるかわ あいぞう）
医療法人十全会聖明病院院長

高橋長秀（たかはし ながひで）
名古屋大学医学部附属病院親と子どもの心療科准教授

熊﨑博一（くまざき ひろかず）
長崎大学大学院医歯薬学総合研究科精神神経学分野教授

松﨑秀夫（まつざき ひでお）
福井大学子どものこころの発達研究センター教授

渡邊　賢（わたなべ まさる）
医療法人香流会紘仁病院副院長

菊知　充（きくち みつる）
金沢大学医薬保健研究域医学系精神行動科学教授

土屋賢治（つちや けんじ）
浜松医科大学子どものこころの発達研究センター特任教授
大阪大学大学院連合小児発達学研究科特任教授

●編者───────

中村和彦（なかむら かずひこ）

I．経歴
　　現職　弘前大学大学院医学研究科神経精神医学講座教授
　　学歴　1990 年　香川医科大学医学部医学科卒業
　　　　　1994 年　香川医科大学大学院修了（医学博士）
　主な職歴　1994 年　香川医科大学精神神経科助手
　　　　　2000 年　東京都精神医学総合研究所臨床心理研究部門研究員
　　　　　2002 年　浜松医科大学精神神経科講師
　　　　　2009 年　浜松医科大学精神神経医学講座准教授
　　　　　2013 年　弘前大学大学院医学研究科神経精神医学講座教授

II．専門分野
　児童青年期精神医学、分子精神医学

III．資格
　日本精神神経学会専門医、指導医、日本児童青年精神医学会認定医、子どもの
こころの専門医

IV．研究実績
　研究内容：精神疾患の臨床遺伝学的解析と血清解析、精神疾患の脳画像解析、
精神疾患モデル動物解析。発達障害の疫学研究。学校コホート疫学研究。論文は
上記研究内容に関するもの。
　委員会：成人期注意欠如・多動性障害の疫学、診断、治療法に関する研究の主
任研究者（厚生労働科学研究費補助金）、発達障害を含む児童・思春期精神疾患の
薬物治療ガイドライン作成と普及の主任研究者（AMED）、学童・思春期のこころ
の客観的指標と連携システムの開発の主任研究者（AMED）、吃音、トゥレット、
場面緘黙の実態把握と支援のための調査研究の主任研究者（厚生労働科学研究費
補助金）、大規模前向きコホートデータを活用した心の健康問題の早期発見に資す
る評価方法の開発と包括的な支援モデルの構築の主任研究者（AMED）、日本児童
青年精神医学会理事、日本精神神経学会代議員、日本生物学的精神医学会評議員、
日本脳科学会評議員。
　著書：『子どもこころの医学』『子どもの精神医学』（ともに金芳堂、編著）、『大
人の ADHD 臨床』（金子書房、編著）、『児童・青年期精神疾患の薬物治療ガイド
ライン』（じほう、編著）

子どものこころの診療のコツ 研究のコツ

2023 年 11 月 1 日　印刷
2023 年 11 月 14 日　発行

編　者　中村　和彦

発行者　立石　正信

発行所　株式会社金剛出版
　　　　〒 112-0005　東京都文京区水道 1-5-16
　　　　電話 03-3815-6661　振替 00120-6-34848

装画　かとうまさよ

装幀　装釘室・臼井新太郎

印刷・製本　音羽印刷

ISBN978-4-7724-2006-8　C3011

児童精神科入院治療の実際

子どもの心を守り・癒し・育むために

[編著]=齊藤万比古　岩垂喜貴

●A5判　●並製　●288頁　●定価 **4,620** 円
● ISBN978-4-7724-1917-8 C3011

児童精神科病棟で，
子どもはどのような入院生活を送り，
治療はどう行われるのか。
外部から見えにくい入院治療の実際を紹介。

子どもが楽しく元気になるための
ADHD 支援ガイドブック
親と教師が知っておきたい 9 つのヒント

[著]=デシリー・シルヴァ　ミシェル・トーナー
[監訳]=辻井正次　鈴木勝昭

●四六判　●並製　●208頁　●定価 **2,420** 円
● ISBN978-4-7724-1925-3 C3011

注意欠如・多動症（ADHD）の科学的根拠に基づいた
正しい知識と子育て・支援のヒントを，
Q & A でわかりやすく身に付けよう！

子どものトラウマと悲嘆の治療
トラウマ・フォーカスト認知行動療法マニュアル

[著]=ジュディス・A・コーエン　アンソニー・P・マナリノ　エスター・デブリンジャー
[監訳]=白川美也子　菱川 愛　冨永良喜

●A5判　●並製　●296頁　●定価 **3,740** 円
● ISBN978-4-7724-1387-9 C3011

子どものトラウマ被害に対する
科学的な効果が実証された支援と治療法である
トラウマ・フォーカスト
認知行動療法（TF-CBT）のマニュアル。

価格は 10%税込です。

新訂増補 **子どもと大人の心の架け橋**
心理療法の原則と過程

［著］＝村瀬嘉代子

●四六判 ●上製 ●300頁 ●定価 **3,080** 円
● ISBN978-4-7724-1087-8 C3011

心理面接の構造と実践技法を
わかりやすく論じた旧版に，
著者の「最終講義」を併せて収録。
かくして本書こそ，村瀬嘉代子の臨床の真髄である。

新訂増補 **子どもの心に出会うとき**
心理臨床の背景と技法

［著］＝村瀬嘉代子

●四六判 ●上製 ●316頁 ●定価 **3,740** 円
● ISBN978-4-7724-1800-3 C3011

「心理臨床で一番大切なこととは？」
厳しいプロフェッショナリズム的視点をもつ，
村瀬嘉代子という稀有な臨床家の
思想の秘密を探る。

ジェネラリストとしての心理臨床家
クライエントと大切な事実をどう分かち合うか？

［著］＝村瀬嘉代子

●四六判 ●上製 ●240頁 ●定価 **3,300** 円
● ISBN978-4-7724-1637-5 C3011

心理臨床の現実は理論を超えている。
心理療法の基本となるものとは何か？
日常臨床に活用可能な
臨床的知見を詳しく解説する。

精神科医という仕事
日常臨床の精神療法

［著］=青木省三

●四六判　●上製　●220頁　●定価 **3,080** 円
● ISBN978-4-7724-1985-7 C3011

子どもから大人まで診るベテラン精神科医として知られる
筆者の四十年を越える臨床経験から，
日常臨床で応用可能な
精神療法面接のこつが詳細に解説される。

クライエントの側からみた心理臨床
治療者と患者は，大切な事実をどう分かちあうか

［著］=村瀬嘉代子

●四六判　●並製　●488頁　●定価 **3,960** 円
● ISBN978-4-7724-1924-6 C3011

対人援助職の要諦は，
クライエントの生活を視野に入れることである。
クライエントとセラピストの
信頼関係が成り立つ基本要因を探る。

子ども虐待とトラウマケア
再トラウマ化を防ぐトラウマインフォームドケア

［著］=亀岡智美

●A5判　●上製　●232頁　●定価 **3,740** 円
● ISBN978-4-7724-1758-7 C3011

トラウマインフォームドケア，
TF-CBT，アタッチメントなど，
現代のトラウマケアに欠かせない
さまざまな視点を網羅して臨床に活かす。

価格は 10%税込です。

おとなの自閉スペクトラム

メンタルヘルスケアガイド

［監修］＝本田秀夫　［編］＝大島郁葉

●B5判　●並製　●248頁　●定価 **3,080** 円
● ISBN978-4-7724-1930-7 C3011

自閉スペクトラム症の
診断の有無を問わず，
その特性を持つ人たちを理解し，
支援するためのガイド。

性暴力被害の心理支援

［編著］＝齋藤 梓　岡本かおり

●A5判　●並製　●248頁　●定価 **3,520** 円
● ISBN978-4-7724-1922-2 C3011

性犯罪や性暴力の被害に遭った方を
支援する際に知っておくべき
基礎的な知識や心理支援の基本を，
架空事例をとおして詳述する。

決定版

子どもと若者の認知行動療法ハンドブック

［著］＝ポール・スタラード
［監訳］＝下山晴彦　［訳］＝松丸未来

●B5判　●並製　●256頁　●定価 **3,520** 円
● ISBN978-4-7724-1896-6 C3011

子どもと若者の認知行動療法（CBT）に
求められる基礎知識とスキルを
わかりやすく解説した
CBT ガイド決定版。

価格は 10％税込です。

思春期の心の臨床 第三版
日常診療における精神療法

［著］=青木省三

●A5判 ●並製 ●392頁 ●定価 **4,620** 円
● ISBN978-4-7724-1795-2 C3011

日常診療における思春期精神科臨床の
要点を事例をまじえて詳述。
児童・思春期臨床四十年余にわたる
臨床経験が本書に凝縮されている。

周産期メンタルヘルスにおける
ボンディング障害
日本語版スタッフォード面接を用いた新しいアプローチ

［編著］=吉田敬子 ［著］=錦井友美 末次美子 山下 洋 吉田敬子

●B5判 ●並製 ●250頁 ●定価 **4,620** 円
● ISBN978-4-7724-1936-9 C3011

「スタッフォード面接」は，
精神疾患の母親に質問と自己記入式アンケートを実施し，
母子のメンタルヘルスを正しく評価するための有効な面接法である。

サイコロジカル・ファーストエイド
ジョンズホプキンス・ガイド

［著］=ジョージ・S・エヴァリー ジェフリー・M・ラティング
［監修］=澤 明 神庭重信 ［監訳］=中尾智博 久我弘典 浅田仁子
［訳］=日本若手精神科医の会

●A5判 ●並製 ●264頁 ●定価 **3,740** 円
● ISBN978-4-7724-1972-7 C3011

災害などの緊急事態における急性期のこころのケア，
心理的応急処置（PFA：サイコロジカル・ファーストエイド）の
最良のモデルを示す実践的ガイド。

価格は10%税込です。

子どもの虐待とネグレクト
診断・治療とそのエビデンス

［編］=キャロル・ジェニー　［監訳］=一般社団法人 日本子ども虐待医学会
溝口史剛　白石裕子　小穴慎二

●B5判 ●上製 ●1084頁 ●定価 **46,200** 円
● ISBN978-4-7724-1598-9 C3011

本書は子どもの虐待・ネグレクトにつき，
疫学・面接法・診断・治療など
8つのセクションに分け，
包括的にエビデンスを示している。

複雑性 PTSD とは何か
四人の精神科医の座談会とエッセイ

［著］=飛鳥井望　神田橋條治　高木俊介　原田誠一

●四六判 ●上製 ●204頁 ●定価 **2,860** 円
● ISBN978-4-7724-1890-4 C3011

四人の精神科医による座談会の記録と
書き下ろしエッセイを収録し，
複雑性 PTSD に関する最新の正確な知識・経験と
日常臨床への有効なヒントを読者に提供する。

PTSD 治療ガイドライン 第3版

［編］=デイヴィッド・フォーブス　ジョナサン・I・ビッソン
キャンディス・M・モンソン　ルーシー・バーリナー
［監訳］=飛鳥井望　［訳］=飛鳥井望　亀岡智美

●B5判 ●並製 ●500頁 ●定価 **9,350** 円
● ISBN978-4-7724-1926-0 C3011

第2版以降の多岐に渡る PTSD 研究を網羅し，
治療活用上の課題も明記した
実践的な研究書となっている。

価格は10%税込です。

臨床心理学スタンダードテキスト

Comprehensive Textbook of Clinical Psychology

臨床心理学スタンダードテキスト

B5判　1040頁　定価16500円

[編]
岩壁　茂　　中村知靖
遠藤利彦　　橋本和明
黒木俊秀　　増沢　高
中嶋義文　　村瀬嘉代子

臨床領域・学問領域の第一人者による全23部・104項目の集合知！

　臨床領域・学問領域ごとに第一人者が展開する集合知の結晶，公認心理師時代を迎えた臨床心理学の新基準スタンダード。

　公認心理師の職責から，心理学概論，臨床心理学概論，研究法・統計法・心理学実験，多岐にわたる心理学理論，アセスメント，心理支援，主要5領域，精神疾患と治療，そして関係行政論へ。公認心理師／臨床心理士として研究・臨床において研鑽を積むうえで不可欠の知識と理解と経験を，多様な視点と論点から語り尽くす。

　臨床心理学の初学者から，すでに臨床現場に勤務する現任者，そしてベテラン心理職まで，つねに座右に置いて日々の臨床を検証し，みずからの臨床知を深化させていくためのスタンダードテキスト。

◆おもな目次

価格は10%税込です。